Grit Ott

Mein süßes Leben

Ängste und Hoffnungen einer Diabetikerin

Verlag Kirchheim Mainz

CIP-Titelaufnahme der Deutschen Bibliothek

Ott, Grit:
Mein süßes Leben: Ängste und Hoffnungen einer Diabetikerin/Grit Ott. - Mainz: Kirchheim, 1990
ISBN 3-87409-174-0

Umschlaggraphik:
Rainer Schmoll, Wiesbaden

Fotografie:
Christoph Lang

1. Auflage 1990

Inhalt

Vorwort

Mit dieser Lebensgeschichte hat Grit Ott uns ein großes, ein wertvolles Geschenk gemacht. Sie hat den Mut und die Kraft gefunden, in Momentaufnahmen und Episoden ihr Leben, ihre ganz persönliche Entwicklung zu beschreiben. Dabei zeigt sie uns so sehr viel mehr - ihre so mühsame und im wesentlichen selbst erkämpfte Auseinandersetzung mit der Zuckerkrankheit bis zu der vielzitierten "aktiven Akzeptanz" der chronischen Erkrankung; aber auch die zögerliche und doch unaufhaltsame Entwicklung der Medizin zu einem rationellen, effektiven und menschlichen Umgang mit dem diabetischen Patienten; mit welcher genuinen Ehrlichkeit beschreibt sie uns die Stationen ihres Weges zur Selbständigkeit, zur Freiheit als Diabetikerin und als Mensch - die absolute Zusammengehörigkeit und Unauflösbarkeit dieser beiden Entwicklungswege, ihre wechselseitige Bedingtheit werden dabei überdeutlich - bis hin zur Teilnahme und dann der Mit-Arbeit in der Selbsthilfegruppe.

Als eine unverblümt-ehrliche Beschreibung des Lebens, des Erwachsen- und des Mündigwerdens der Autorin als Persönlichkeit, als Frau und als Diabetikerin hat diese Autobiographie ihren besonderen Wert und ihre Größe - in der Beschreibung der Etappen eines Lebens und seiner Auseinandersetzung mit der chronischen Krankheit gibt dieses Buch ungemein viel für alle, die wir mit der Zuckerkrankheit zu tun haben. Es wird uns allen, jedem auf seine Weise, helfen, und dafür sage ich Grit Ott mein ganz persönliches Dankeschön.

Prof. Dr. med. Michael Berger, Düsseldorf

Ein unvergeßlicher Geburtstag

20. Februar 1956, heute werde ich acht! Dicke Schneeflocken wirbeln am Fenster vorbei und laden zu einer Schlittenpartie ein, aber ich fühle mich so matt, daß ich am liebsten überhaupt nicht aufstehen würde. So geht es mir nun schon seit ein paar Monaten - eigentlich von dem Zeitpunkt an, wo ich am Morgen mit den schlimmen Ohrenschmerzen und einer ganz dicken Backe aufgewacht bin und der Doktor gemeint hat, das wäre eindeutig Ziegenpeter und ich müsse jetzt schön brav im Bett liegen bleiben.

Wenn ich es mir genau überlege, dann war diese Zeit gar nicht so schlecht. Die Schmerzen wurden nämlich schon bald besser, ich bekam jeden Tag entweder meinen geliebten Schokoladenpudding mit den Bananenstückchen oder Grießbrei mit Kirschkompott zu essen, und außerdem ist Mutti ganz oft bei mir am Bett gesessen, um mit mir zu spielen oder mir etwas Spannendes vorzulesen. Oft hat sie mich dann vor dem Einschlafen sogar richtig fest und lange an sich gedrückt, und dann hab' ich mir immer gewünscht, sie würde damit nie aufhören.

Mutti hat nämlich sonst nicht sehr viel Zeit für mich, weil sie ja eine Künstlerin ist und immer neue Lieder auf dem Klavier erfinden muß, damit wir genug zu essen haben. Sie sitzt dann stundenlang da, schreibt ganz viele Noten auf ganz viel Papier und darf dabei auf keinen Fall gestört werden, sonst wird sie aus dem Konzept gebracht und ich krieg' Schelte. Manchmal gibt sie auch ein Konzert. Dann muß ich immer diese ekelhaften Strickstrümpfe und mein blaues Samtkleid mit dem weißen Kragen anziehen, und dann darf ich mitkommen. Ein bißchen stolz bin ich ja schon, wenn die Leute am Schluß ganz laut klatschen, aber das Schönste daran ist, daß wir nach so einem Konzert immer genügend Geld haben, um uns noch wochenlang danach die größten Kuchen- oder Tortenstücke kaufen zu können. Süßigkeiten sind nämlich unsere große Leidenschaft, und weil Mutti sowieso meistens keine Zeit zum Kochen hat, gibt es mittags bei uns dann einfach schönen Kuchen vom Bäcker, und dazu darf ich immer Zitronenlimonade trinken.

Oft gehe ich nach der Schule noch mit zu meiner Freundin Ursula. Ihre Mutter hat auch nie Zeit, weil sie jeden Tag beim alten Humprecht im Gemüseladen aushelfen muß, damit die Musiktruhe schneller abbezahlt werden kann.

Aber sie kommt mittags immer für zwei Stunden nach Hause und kocht für die ganze Familie, dann braucht sie das Essen nur noch aufwärmen, wenn ihr Mann abends von der Arbeit kommt.

Wenn ich Ursula besuche, darf ich meistens bei ihnen essen. Manchmal bin ich ganz schön neidisch, weil ihre Mutter so gut kochen kann, aber Ursula sagt, sie ist auch sehr neidisch auf mich, weil ich in der Pause meistens irgendeine leckere Nascherei aus meiner Brotbüchse hole, während sie sich jeden Tag mit ihren ausgetrockneten Stullen herumplagen muß. Und sie meint auch, daß das vielleicht der Grund ist, weshalb meine Mutter meinen Vater gar nicht heiraten wollte - weil sie nämlich überhaupt nicht richtig kochen kann und Angst davor gehabt hat, daß er sich deshalb immer über sie ärgert. Kann schon sein, daß Ursula damit recht hat, aber so einen richtig netten Vati hätte ich trotzdem sehr gerne!

Frau Pfeiffer drängelt immer, ich soll nur ordentlich zulangen, so spindeldürr wie ich wäre, und daß ich eigentlich bei den vielen Süßigkeiten, die ich zu Hause kriege, nudeldick sein müßte, weil meine Mutter ja auch nicht gerade die Dünnste ist - aber daß ich wahrscheinlich durch diesen unglückseligen Ziegenpeter so ausgemergelt wäre. Stimmt, Mutti sagt das auch oft, sie wundert sich jedoch am meisten darüber, wieviel Limonade und Wasser ich in der letzten Zeit in mich hineinschütten kann. Nachts ärgert sie sich dann immer, weil ich dadurch auch so oft aufs Klo muß und sie dann jedesmal wach wird, weil ich ja kein eigenes Zimmer habe.

In der Schule lachen sie mich wegen dem ständigen Pullern auch schon aus, und die Lehrerin sagt, ich soll mich endlich daran gewöhnen, in den Pausen auf die Toilette zu gehen, aber da muß ich doch außerdem . . . Neulich ist sogar ein kleines bißchen in die Hose gegangen, hat Gott sei Dank keiner gemerkt!

☆

Das mit dem Aufstehen hat sich leider nicht länger hinausschieben lassen, weil ich nämlich sonst wieder nicht mehr rechtzeitig bis zum Klo gekommen wäre. Auf dem Flur bin ich fast mit Mutti zusammengestoßen. Sie hat sofort die Nase gerümpft und gemeint, ich soll mir doch endlich mal ordentlich die Zähne putzen und mich gründlich waschen, denn hier würde es in der letzten Zeit immer so komisch riechen. Finde ich nicht schön, daß sie so etwas ausgerechnet an meinem Geburtstag gesagt hat, außerdem hatte ich auch schon richtig Angst, daß sie ihn einfach vergißt.

Aber der Topf mit dem warmen Wasser auf dem Herd war eigentlich schon ein gutes Zeichen, denn sonst waschen wir uns in der Küche immer kalt, und das ist sehr unangenehm, weil ich Wasser sowieso nicht so gerne mag. Ich hab mich also ganz brav abgeseift, mir auch gründlich die Zähne geschrubbt (obwohl die Zahnpasta wieder mal ganz scheußlich geschmeckt hat) und danach ganz von allein mein Festtagskleid mit den doofen Kratzestrümpfen angezogen, damit Mutti auch wirklich merkt, daß heute ein besonderer Tag ist. Das ging aber alles ganz schön langsam, weil ich ja noch so müde war und deshalb richtig schwere Arme und Beine hatte.

Dann hab' ich vorsichtig die Stubentüre aufgemacht und als erstes die große Butterkremtorte entdeckt, die in der Mitte von unserem runden Tisch stand. Obendrauf hatte sie eine "Acht" aus Marzipan, und drum herum waren genau acht rosafarbene Kerzen angezündet. Außerdem lagen da noch ganz viele Bonbons verstreut, und unter den Ringelsöckchen hab' ich eine Tafel Schokolade gefunden. Aber das Schönste von allem kam erst hinterher: Mutti hat mich ganz lange und fest umarmt und dann plötzlich hinter ihrem Rücken ein wunderschönes graues Stoffnashorn hervorgezaubert! Ich hab' mich ganz doll darüber gefreut und sofort beschlossen, daß es immer bei mir im Bett schlafen darf und "Reinhold" heißen wird - genau wie das Nashorn, was ich mal beim Frisör in einer Zeitung gesehen habe.

Zur Feier des Tages hat es sogar Kakao gegeben, und ich durfte natürlich die Torte anschneiden. Mutti meinte lachend, ich soll nicht vergessen, daß wir heute nachmittag Ursula eingeladen haben und deshalb vielleicht noch ein kleines Stückchen für sie aufheben. Aber diesmal war ich komischerweise überhaupt nicht hungrig, sondern hab' mit Mühe gerade ein einziges Stück geschafft (das kommt bei Torte sonst nie vor!), dafür aber gleich vier große Tassen Kakao getrunken. Danach haben wir dann noch eine Weile Mensch ärgere dich nicht gespielt, aber ich mußte wegen dem vielen Kakao mindestens alle zehn Minuten pullern, und das hat Mutti ganz nervös gemacht. Außerdem hat es auch immer eine ganze Weile gedauert, bis ich wieder zurückkam, weil ich mich vorher noch jedesmal an den Wasserhahn gehängt habe. Das mit dem Durst ist nämlich auch schlimmer geworden - es war so ein Gefühl, als wenn ich überhaupt keine Spucke mehr im Mund gehabt hätte, und die Zunge ist immer so richtig am Gaumen festgeklebt. Ich hab' ja schon ständig den Kopf an meinen Arm gestützt, damit Mutti nicht so merkt, wie müde ich eigentlich bin. Doch sie hat es natürlich gesehen und gesagt, daß es nun mit dem Spielen auch genug wäre und daß ich mich erst mal ein bißchen hinlegen soll, damit ich nachher, wenn Ursula kommt, wieder munter bin. Aber gerade in dem Moment, wo ich in Richtung Sofa gehen wollte, fing auf einmal alles an sich zu drehen, und dann bin ich wohl ziemlich unsanft auf dem Boden gelandet, doch das hab' ich schon gar nicht mehr gemerkt . . .

Böses Erwachen im Krankenhaus

Es ist etwas ganz Komisches passiert: Als ich vorhin wach geworden bin, habe ich bemerkt, daß ich gar nicht zu Hause in meinem Bett liege, sondern in einem ganz weiß gestrichenen Zimmer. Und daß vor mir an einem Gestell so eine seltsame Flasche mit einem Schlauch dran hängt, durch den scheinbar irgend etwas in meinen Arm hineintropft, was aber nicht weh tut. Außerdem sitzt Mutti am Bett und hält meine Hände, und der Reinhold liegt neben mir auf dem Kopfkissen. Dann hat mir eine Schwester den Puls gefühlt - genauso wie ich es immer bei meiner Puppe mache, wenn sie auf einmal Fieber kriegt.

Ich scheine also in einem Krankenhaus zu sein, aber wie bin ich hierhergekommen, warum bin ich erst jetzt wach geworden, wo es doch draußen schon ganz dunkel ist, und weshalb hat Mutti so laut geweint, als ich aufgewacht bin, und mich ganz doll gestreichelt? Das macht sie doch sonst nicht, wenn ich ausgeschlafen habe! Eigentlich möchte ich noch so viel fragen, aber ich bin schon wieder soo müde, und es ist auch schön, einfach die Augen zuzumachen und zu wissen, daß Mutti neben mir sitzt.

Jetzt ist es zwar erst 9 Uhr, aber ich habe bereits zwei sehr unangenehme Sachen erlebt. Das erste war eine Spritze, die mir die Schwester in meinen Po gegeben hat, aber bevor ich so richtig losschreien konnte, war die Nadel auch schon wieder draußen. Und das zweite war ein furchtbar ekelhaft schmeckender, total ungesalzener Haferschleim zum Frühstück - igitt! Ich hab' gewürgt und gespuckt so gut ich konnte, aber die Schwester hat gesagt, den müßte ich jetzt zwei Tage lang essen, und wenn ich nicht aufessen würde, dann dürfte mich meine Mutter nicht mehr besuchen. Da hab' ich ihn aber ganz schnell runtergeschlungen, denn ich freue mich doch schon so auf sie. Außerdem kriege ich heute ja die Bonbons und die Schokolade von meinem Geburtstagstisch, Mutti wird es bestimmt nicht vergessen.

Ärgern tut mich auch, daß ich nicht aufstehen darf, obwohl dieser komische Tropfer jetzt doch gar nicht mehr an mir dran hängt und ich mich jetzt auch schon viel ausgeschlafener fühle als gestern. Nicht mal aufs Klo lassen sie mich - dafür schiebt mir die Schwester immer so eine ulkige Pfanne unter den Po, wenn ich geklingelt habe. Dann muß sie eben ganz oft reinkommen, selber schuld!

Hier ist es ganz schön langweilig, und Reinhold findet das auch, deshalb müssen wir uns eben gegenseitig unterhalten. Zum Mittagessen gab es bloß wieder diesen scheußlichen Haferbrei, aber ich hab' mir während dem Essen dabei die Nase zugehalten und an meine Schokolade gedacht, da ging es etwas besser. Und vorhin war dann wieder diese Schwester ohne Häubchen da, die mit den vielen Glasröhrchen. Da steht überall ein Name drauf, und sie läuft damit von Zimmer zu Zimmer und zapft manchen Kindern ein bißchen Blut ab. Mich hat sie auch schon vor dem Frühstück in mein rechtes Ohrläppchen gepiekt und so lange daran herumgedrückt, bis ein großer Tropfen Blut kam. Den hat sie dann erst mit so einem langen, dünnen Glasröhrchen aufgesaugt und dann in das dicke Glasrohr mit meinem Namen drauf zurückgepustet. Es hat richtig schön geblubbert, und ich hab' zuerst gedacht, sie würde sich daran verschlucken, aber es ist auch diesmal nichts passiert. Jetzt scheint endlich Besuchszeit zu sein, denn ich höre auf dem Gang viele Schritte und Stimmen. Wo Mutti bloß bleibt? Ich warte doch schon so lange auf sie.

☆

Wenn ich das gewußt hätte, wenn ich das doch nur vorher gewußt hätte! Die ganzen Süßigkeiten von meinem Geburtstagstisch hätte ich dann auf einmal gegessen!

Als vorhin die Tür aufging und Mutti endlich hereinkam, stand da noch so ein riesenlanger Arzt mit einem schönen Schnauzbart hinter ihr, und beide sahen furchtbar ernst aus, Mutti hatte außerdem wieder ganz verheulte Augen.

Der Doktor setzte sich an mein Bett und meinte, ich wäre doch ganz sicher ein großes, tapferes Mädchen und er hätte mir jetzt etwas sehr Wichtiges zu sagen. Und dann hat er mir erzählt, warum ich eigentlich hier bin: Bei der Blutuntersuchung haben sie nämlich festgestellt, daß mein Blutzucker viel zu hoch ist - ich bin bewußtlos mit 860 mg% hier eingeliefert worden, und gesunde Kinder haben höchstens 120 mg%. Deshalb war ich in der letzten Zeit auch immer so müde und durstig, und der schlechte Geruch aus meinem Mund ist nicht von ungeputzten Zähnen gekommen, sondern man riecht immer ziemlich nach faulen Eiern, wenn man so einen hohen Zucker hat, das heißt dann "Aceton". Und der hohe Zucker kommt daher, weil meine Bauchspeicheldrüse gelähmt ist, die sonst etwas herstellt, was man "Insulin" nennt und was eben dafür sorgt, daß der

Zucker im Blut nicht über 120 mg% klettert. (An dieser Stelle hat Mutti laut aufgeschluchzt und gerufen: “Oh Gott, wie schrecklich, in diesem Alter hat mein armes Kind schon eine gelähmte Bauchspeicheldrüse!”, aber der Schnauzbart hat ihr daraufhin so einen bösen Blick zugeworfen, daß sie gleich still war und sich nur laut geschneuzt hat.)

Dann hat er mir auch gesagt, was sich dagegen tun läßt: Da haben so ein paar Forscher vor ungefähr dreißig Jahren nämlich herausgefunden, daß die Menschen dieses fehlende Insulin auch von Rindern oder Schweinen vertragen. Es wird denen also einfach abgezapft, noch ein bißchen verändert, in kleine Fläschchen abgefüllt, und das ist dann die Flüssigkeit, die mir die Schwester heute mit der Spritze in den Po gegeben hat. Das muß bei mir nun jeden Morgen gemacht werden, und weil ich schon so verständig bin, soll ich beim nächsten Mal genau zuschauen, wie es geht, und zuerst ein bißchen beim Reinhold üben. Danach darf ich es vielleicht sogar bei mir selbst probieren. Das mit dem Spritzen finde ich eigentlich gar nicht so schlimm, ist auf jeden Fall besser als dieser fürchterliche Lebertran, den ich mal gekriegt habe, als ich auch krank war - außerdem ist es bestimmt auch besser, als jeden Tag so einen blöden Haferschleim essen zu müssen! Das hat der Doktor mir nämlich versprochen, daß ich ab morgen wieder was Normales zu essen bekomme. Ich habe ihn auch gleich gefragt, ob ich nicht schon heute abend wenigstens ein kleines Stückchen Schokolade von meinen Geburtstagsleckereien abhaben könnte, aber Mutti meinte - mit gesenktem Kopf und ganz leiser Stimme -, daß die ganzen Sachen noch zu Hause liegen würden, weil Dr. Winkelmann ihr schon gestern verboten hat, mir etwas Süßes mitzubringen. Dabei fing sie schon wieder an zu weinen, und ich hab' gleich mitgeheult, aber nur aus Wut. Was die beiden da ausgemacht haben, und ich krieg' das erst jetzt mit! Aber das Schlimme an der Sache ist ja, daß ich nicht nur während ich hier im Kinderspital liege nichts zu naschen bekomme, sondern daß es jetzt damit für immer vorbei sein muß, weil Süßigkeiten der Todfeind vom Diabetes sind. Jawohl, genauso hat der Doktor sich ausgedrückt, aber ich kann das alles gar nicht glauben, er hat sich da bei mir ganz bestimmt geirrt! Ich werde erst mal abwarten, bis dieses komische Rinderinsulin meinen Blutzucker wieder richtig heruntergedrückt hat, und wenn ich dann so gut bin, wie andere Kinder auch, dann wird er sicher kommen und sagen, daß er sich getäuscht hat, daß ich jetzt wieder alles essen darf!

Eigentlich war das ja zuerst keine sehr schöne Besuchszeit für mich, aber nachdem der Arzt dann wieder draußen war und Mutti und ich noch ein bißchen geheult haben, wurde es doch noch ganz gut. Sie sagte, wir beide müßten uns eben an diese Tatsache gewöhnen (ich will mich aber nicht daran gewöhnen, das hab' ich ihr bloß nicht gesagt), und dann hat sie noch ganz lange mit mir gespielt. Morgen kommt Mutti wieder, es ist schön, daß sie jetzt so viel Zeit für mich hat. Morgen darf ich außerdem in ein anderes, ganz großes Zimmer umziehen, wo noch viele andere Kinder liegen, da wird es bestimmt sehr lustig. Das mit der Spritze war ja heute früh richtig aufregend! Die nette Schwester von gestern kam diesmal gleich mit zwei Spritzen an, und ich hatte schon Angst, daß ich die alle beide kriegen würde. Aber eine davon hat sie extra für den Reinhold mitgebracht, damit ich schön bei ihm üben kann. Ich hab' so ein Ding ja noch nie von ganz nah gesehen, sieht ja sehr interessant aus, aber vor der langen Nadel fürchte ich mich trotzdem! Die ist nämlich ungefähr so lang wie mein kleiner Finger und ganz schön dick, aber dafür wird sie wenigstens vorne an der Spitze wieder dünner, damit man besser durch die Haut kommt. Und am anderen Ende, wo sie auf die Spritze gesteckt wird, steht die Zahl "16" drauf, das ist dic Nadelstärke.

So eine Spritze besteht außerdem noch aus einem dicken Glasrohr, auf dem viele kleine blaue Querstriche, eine Eins und eine Zwei zu sehen sind, und aus einem silbrig glänzenden Teil, den man "Kolben" nennt. Schwester Monika hat mir auch noch erzählt, was es mit den komischen Querstrichen auf sich hat: So ein Teilstrich zeigt immer genau vier Einheiten Insulin an, und zwar bei allen Spritzen auf der ganzen Welt. Uff, das war ja fast wie Rechenunterricht, denn die Zahl Eins bedeutet "ein Kubikzentimeter", und der hat wiederum 40 Einheiten Insulin. Die Zahl Zwei heißt dann also, daß in so eine Spritze 80 Einheiten reinpassen. Dann sollte ich ganz genau zuschauen, wie Schwester Monika das Insulin aufzieht. Zuerst hat sie aus einer braunen Flasche etwas Alkohol (das ist aber keiner, den man trinken kann) auf einen Tupfer geschüttet und damit den Gummipfropfen von dem Insulinfläschchen ganz sorgfältig abgerieben. Ich hab' da zwar überhaupt keinen Dreck darauf gesehen, aber sie sagte, daß man diese Art von Schmutz mit dem bloßen Auge oft gar nicht erkennen könnte. Dann hat sie die Nadelspitze durch den Gummipfropfen des Fläschchens gestochen und mich ganz plötzlich gefragt, wie viele Teilstriche sie aufziehen soll, wenn ich 48 Einheiten spritzen muß. Ich war zuerst richtig verwirrt, weil Rechnen nicht gerade meine Stärke ist, aber dann hab' ich doch noch die richtige Zahl Zwölf herausgebracht. Danach hat sie das Ganze umgedreht, so daß nun das Fläschchen oben war, und dann langsam den Kolben nach unten gezogen, bis er zwei Striche nach der Zahl Eins zum Halten kam. Nun mußte ich mein Nachthemd hochschieben, und Schwester Monika hat eine kleine Stelle auf meinem Oberschenkel wieder mit diesem Alkohol abgerieben. Dann sagte sie, ich soll ganz genau aufpassen, wie sie die Spritze hält - nämlich wie einen Bleistift - und wie schräg sie die Nadel ins Fleisch sticht. Eigentlich hätte ich ja viel lieber weggeguckt, weil ich Angst hatte, daß es mir weh tut, aber ich mußte ja einen tapferen Eindruck machen. So schlimm war es aber auch gar nicht, hat nur ein bißchen gepiekt, und als sie hinterher noch mal mit diesem Alkoholtupfer ankam, hat die Stelle etwas gebrannt, doch das ist gleich wieder vorbeigegangen.

Und dann kam der große Moment: Ich durfte mit der anderen Spritze alles, was ich vorher gesehen habe, selbst ausprobieren (nur, daß es ein leeres Insulinfläschchen war) und dann dem Reinhold seine und meine erste Spritze in sein dickes Hinterteil geben. Ich war ganz schön aufgeregt, aber Schwester Monika hat mich trotzdem gelobt und gesagt, ich hätte das so gut gemacht, daß es dem Reinhold ganz bestimmt nicht weh getan hat und daß ich mir morgen zum ersten Mal die Spritze selbst geben darf.

☆

Hurrah, seit heute früh liege ich nun mit fünf anderen Kindern in einem großen Saal, das wird hier bestimmt nicht langweilig werden! Begrüßt wurde ich gleich mit einer Papierschwalbe, die haarscharf an meiner Nasenspitze vorbeigesegelt ist und aus der linken Ecke kam. Dort liegt ein Mädchen mit zwei dicken Zöpfen und ganz lustigen Sommersprossen. Sie heißt Karin, ist zehn und kann noch nicht so richtig sprechen, weil ihr erst gestern die Mandeln herausgenommen worden sind. Aber dafür kann sie sehr gut zielen und blitzschnell diese Papierschwalben bauen, auf die sie irgendwelche Botschaften schreibt und dann zu den anderen Kindern hinüberschießt.

Meine rechte Bettnachbarin heißt Eva und ist schon fast zwölf, darauf scheint sie sich was einzubilden. Als ich kam, hat sie nur gelangweilt an ihren Nägeln herumgefeilt (Mutti macht das auch oft, aber die hat nicht so abgekaute Fingernägel) und mit einem schiefen Blick auf mich zu dem dicken Mädchen gegenüber gesagt, daß jetzt ja nur noch Kleinkinder hier liegen würden. Finde ich richtig gemein von ihr, aber die darf eh bald nach Hause, weil ihr der Blinddarm schon vor vierzehn Tagen rausgenommen worden ist.

Das dicke Mädchen ist elf, heißt Christa und schnappt manchmal so komisch nach Luft. Sie ist eigentlich ganz nett und schon seit sechs Wochen hier, weil sie irgend etwas mit dem Herzen hat.

Links neben mir liegt Claudia, die dauernd über irgend etwas kichern muß, obwohl ihr dabei ihre Blinddarmnarbe ständig weh tut, und gegenüber von mir die Beate mit den tollen blonden Locken, die von einem wilden Schäferhund in den Oberschenkel gebissen worden ist. Sie ist zwar genau wie Claudia auch schon neun, sieht aber höchstens aus wie sieben. Nachdem die Waschschüsseln verteilt waren und wir uns auch die Zähne geputzt hatten, ist Schwester Monika wieder mit der Spritze gekommen. Ich hatte auf einmal ganz lautes Herzklopfen und hab' deshalb den Reinhold fest an mich gedrückt. Sie sagte aber, daß wir das Nashorn heute mal verschonen sollten (sie sollte lieber mich verschonen!) und daß jetzt der große Augenblick gekommen wäre, wo ich zeigen kann, was ich gestern gelernt habe. Am liebsten hätte ich mich ja unter der Bettdecke verkrochen, aber dann hätten mich die anderen Kinder bestimmt ausgelacht, und das wollte ich ja erst recht nicht. Deshalb hab' ich mich ganz fest zusammengerissen und so getan, als würde mir das überhaupt nichts ausmachen, mich jetzt selbst spritzen zu müssen.

Das mit dem Aufziehen ging ja noch ganz gut, aber die Nadel ist gestern beim Reinhold viel besser reingegangen als heute bei mir. Ich hab es ein paarmal mit Schwung versucht, aber immer, wenn die Nadel kurz vor meinem Oberschenkel war, hab' ich plötzlich Angst gekriegt und deshalb abgebremst. Beim fünften Mal ging es dann plötzlich ganz leicht, aber auch erst, nachdem ich mitgekriegt hatte, daß die Eva so blöd zu der Christa rübergegrinst hat - da hab' ich dann vor lauter Wut das Abbremsen vergessen . . . Schwester Monika hat hinterher gesagt, daß ich sehr mutig gewesen wäre und daß es erst mal schon Überwindung kosten würde, sich selbst zu spritzen. Weil das ja alle gehört haben, wird morgen hoffentlich niemand mehr über mich grinsen, und ich will es außerdem noch besser machen!

Um 8 Uhr gab es Frühstück. Ich bin ja so froh, daß ich jetzt keinen Haferschleim mehr essen muß, finde es aber trotzdem ganz furchtbar ungerecht, daß die anderen knusprige Brötchen bekommen, und ich krieg' bloß so ein komisches schwarzes Brot, was ich vorher noch nie gegessen habe - und davon gleich drei Scheiben. Außerdem hatte ich so etwas Ähnliches wie Erdbeermarmelade, aber die anderen Kinder durften Pflaumenmus essen, was ich doch eigentlich viel lieber mag. Doch das sag' ich der Schwester besser nicht, weil doch der Arzt verboten hat, daß ich etwas Süßes kriege. Wahrscheinlich haben sie mir die Marmelade nur aus Versehen gegeben und würden sie mir dann morgen wieder wegnehmen, und das will ich ja auf keinen Fall. Aber der Ärger ging beim Mittagessen gleich weiter: Es hat schon im Flur ganz toll nach gebratenem Fleisch gerochen, und als das Essen ausgeteilt wurde, ist mir direkt das Wasser im Mund zusammengelaufen. Es gab nämlich so richtig schöne braune Fleischplätzchen mit Kartoffeln, Erbsen und Möhren und zum Nachtisch Schokoladenpudding mit Vanillesoße, also genau meine Leibspeise.

Als jedoch mein Teller kam, hab' ich erst mal losgeheult und wollte absolut nichts von dem essen, was da drauflag. Statt der gebratenen Frikadellen gab es nämlich zwei ekelhaft aussehende graue Hackfleischklumpen in einer wässrigen Soße, eine Riesenmenge Kartoffeln, ebenso viele grüne Bohnen, und zum Nachtisch bekam ich eine halbe Pampelmuse. Aber all mein Geheule hat nichts genützt, eine Schwester ist sitzen geblieben, bis ich auch den letzten Rest runtergewürgt habe, bloß die Pampelmuse brauchte ich nicht zu essen.

Kurz danach kam dann wieder diese Schwester ohne Häubchen, um einen dicken Tropfen Blut aus meinem Ohrläppchen zu quetschen (das hat diesmal ganz schön weh getan!), und dann sollten wir eigentlich bis zur Besuchszeit schlafen, aber das hat keiner gemacht, weil man ja schließlich nicht gleichzeitig kichern und schlafen kann.

Nachmittags ist dann wieder Mutti gekommen und hat mir ganz tolle Buntstifte und so ein Heft, wo man Märchenfiguren ausmalen kann, mitgebracht. Claudia hat gleich ganz neidisch zu mir herübergeschielt - ich werde sie morgen fragen, ob sie mit mir ihr Pflaumenmus tauscht, dann kann sie dafür ja auch mal meine Buntstifte kriegen.

Ich hab' Mutti natürlich wieder um die Geburtstagssüßigkeiten angebettelt, aber sie hat nur gesagt, ich soll es ihr doch nicht so schwer machen, ich würde nach unserem Gespräch gestern mit dem Doktor doch jetzt ganz genau wissen, daß ich nichts mehr Süßes essen darf. Nicht mal angeschaut hat sie mich dabei, wahrscheinlich hat sie die Sachen nämlich schon längst selber gegessen!

Zum Abendessen gab es wieder drei Scheiben von diesem schwarzen Brot, dazu ein Schälchen Quark, so ollen Schmierkäse und etwas Wurst. Die anderen haben natürlich Graubrot und viel besseren Käse bekommen. Als Eva mich dann auch noch ganz boshaft gefragt hat, ob sie der Schwester sagen soll, daß ich gerne noch eine von diesen leckeren Pampelmusen haben würde, wäre ich vor lauter Wut fast geplatzt. Erst als Beate so laut lachen mußte, daß sie sich um ein Haar verschluckt hätte und ein ganz rotes Gesicht bekam, war ich wieder etwas versöhnt - selber schuld! Was ich auch total blöd finde, sind diese komischen "Bettschüsseln", wie sie hier die Nachttöpfe nennen. Alle paar Stunden kommt eine Schwester und schiebt jedem Kind so ein Ding unter den Po. Ich muß ja jetzt gar nicht mehr oft aufs Klo, aber immer, wenn die Schwester mit dieser Schüssel ankommt, dann kann ich plötzlich überhaupt nicht mehr. Aber wenn sie mir den Topf dann weggenommen hat, hab' ich auf einmal das Gefühl, daß ich es fast nicht mehr aushalten kann. Sie wird dann immer ganz schön wütend, weil sie meistens zweimal rennen muß, und vorhin hat sie mich sogar angeschrien, daß man seine Blase zur Pünktlichkeit erziehen muß, die anderen Kinder würden das ja schließlich auch tun. Ich will aber meine Blase nicht erziehen, ich möchte pinkeln, wann ich wirklich muß - und überhaupt, ich will hier ganz schnell wieder raus!

Der Tag heute war ebenfalls richtig schlimm, obwohl eigentlich alles ganz gut angefangen hat. Das mit dem Spritzen ging nämlich viel leichter als gestern, ich hab' die Nadel schon beim zweiten Mal reingekriegt, und Eva ist deshalb erst gar nicht dazu gekommen, ihr Gesicht zu verziehen.

Beim Frühstück ist Claudia auch sofort auf mein Angebot mit dem Tausch Buntstift gegen Marmelade eingegangen, und nachdem ich ihr versprochen hatte, daß sie damit auch noch das Rotkäppchenbild ausmalen darf, hat sie mir beim Mittagessen sogar ihren Vanillepudding mit Himbeersoße abgegeben. Ein schlechtes Gewissen hatte ich ja eigentlich schon, weil mir der Doktor doch ausdrücklich verboten hat, etwas Süßes zu essen. Aber er hat ja auch gesagt, daß mein Zucker durch die Spritzen jetzt wieder ganz normal wäre, und deshalb hab' ich mir gedacht, daß er das mit dem Pudding und der Marmelade ganz bestimmt nicht merken wird. Hat er aber doch, und zwar gleich am

Nachmittag! Da kam er plötzlich ins Zimmer gepoltert, schnurstracks auf mein Bett zu und hat mich angebrüllt, wo ich die Süßigkeiten hergehabt hätte. An seinem Blick hab' ich ganz genau gemerkt, daß Lügen zwecklos gewesen wäre, wollte aber auch nicht petzen und hab' deshalb vorsichtshalber erst mal gar nichts gesagt. Er hat sich daraufhin ganz wütend umgeschaut, und dabei ist ihm wohl Claudias knallroter Kopf aufgefallen. Als er sie so streng angesehen hat, fing sie auch prompt an zu heulen, und da wußte er natürlich Bescheid.

Aber komischerweise hat er sie gar nicht so richtig angemeckert, sondern nur gesagt, daß sie mir damit nicht helfen, sondern nur schaden würde und daß es, wenn so was noch einmal vorkommt, in unserem Zimmer keinen Nachtisch mehr gibt.

Es tut mir leid, daß Claudia wegen mir ein bißchen ausgeschimpft worden ist, aber das schlimmste ist, daß ich zum Abendessen wieder diesen fürchterlichen Haferschleim gekriegt habe und den morgen auch noch den ganzen Tag essen muß. Der Doktor hat gemeint, als ich deshalb anfing zu heulen, da wäre ich selbst dran schuld, denn durch diesen Blödsinn - das war kein "Blödsinn", wo ich doch so einen Hunger drauf hatte! - wäre mein Zucker wieder auf 380 mg% angestiegen. Bei so hohen Werten wird dann im Urin dieses Aceton ausgeschieden, und bei Aceton gibt es eben automatisch Haferbrei, aber das wüßte ich ja sicher noch vom letzten Mal.

Deshalb würden die Laborantinnen - wie diese Schwestern ohne Häubchen hier genannt werden - ja ständig mein Blut und den Urin kontrollieren. (Auweia, das hatte ich bei meinen Überlegungen völlig vergessen . . .) Inzwischen bin ich nun schon seit fast drei Wochen in diesem Krankenhaus, die scheußliche Schleimsuppe hab' ich aber Gott sei Dank nie wieder gekriegt. Der Doktor meinte gestern auch, wenn ich weiterhin so brav bin, darf ich übermorgen endlich nach Hause, hurrah! Eigentlich ist es ja hier gar nicht so schlecht, man muß nicht zur Schule gehen, und daheim werde ich nie so oft von den Kindern aus meiner Klasse besucht, sogar meine Lehrerin war schon hier und hat mir zwei ganz tolle Pixi-Bücher mitgebracht.

Außerdem hat Mutti jetzt wirklich viel mehr Zeit für mich als früher. Sie kommt jeden Tag und spielt mit mir oder liest mir etwas vor - das mag ich besonders gern, weil ich mir dann viel besser vorstellen kann, wie der Zauberdrache den Prinzen vielleicht gerade in eine Maus verwandelt, als wenn ich das selbst mühsam buchstabieren muß.

Und die neuen Kinder in meinem Zimmer sind ja auch ganz nett, jedenfalls nicht so affig, wie die Eva am Anfang. Und sie schauen immer ganz bewundernd zu mir herüber, wenn ich mich jeden Morgen spritze, als würde ich das schon seit Jahren machen, oder wenn mir die Laborantin Blut aus dem Ohrläppchen quetscht und ich zucke dabei überhaupt nicht zusammen - oder wenigstens fast nicht.

Aber trotzdem, ich will endlich wieder richtig aufs Klo gehen, nicht dauernd von der Nachtschwester ausgemeckert werden, wenn ich abends mal noch ein bißchen im Nachthemd durchs Zimmer tobe, und von der ständigen Blutausquetscherei auch keine rot-blauen Ohrläppchen mehr haben. (Ute hat mich neulich extra in ihren Taschenspiegel schauen lassen, weil ich geglaubt habe, daß sie mich vergackeiern will.)

Daß mir so etwas Blödes noch an meinem letzten Tag passieren mußte, das hab' ich ja wirklich nicht gewollt! Und schuld daran ist nur dieses komische Essen - warum muß es bloß jeden Donnerstag Spinat geben, den hier sowieso fast alle Kinder nicht mögen? Heute war er noch wässriger als sonst und so richtig über die Kartoffeln und das Rührei geklatscht, igitt, alles war ganz grün! Und als Petra dann noch gesagt hat, das wären in Wirklichkeit gekochte Kuhfladen, haben Marga und ich keinen Bissen mehr runtergekriegt. Weil die Schwestern ganz bestimmt geschimpft hätten, wenn wir nichts essen, haben wir unsere Teller einfach ganz schnell in den Papierkorb gekippt und ein altes Micky-Maus-Heft darüber gelegt. Eigentlich wollten die anderen Kinder das auch machen, aber dann wäre ja der Papierkorb übergelaufen. Wir haben aber ausgemacht, daß keiner was verpetzen darf und die anderen das nächste Mal den Papierkorb kriegen - doch da bin ich ja eh schon weg!

Aber als ich mich nach einer halben Stunde gerade mal wieder am Freuen war, daß wir die Schwestern so schön an der Nase herumgeführt haben, ist mir auf einmal ganz komisch geworden. Mein Nachthemd war im Nu richtig naßgeschwitzt, und ich konnte nicht mal mehr den Reinhold festhalten, so schwach war ich. Aber weil ich auch so unruhig im Bett herumgerutscht bin, hat es die Brigitte neben mir mit der Angst zu tun gekriegt und auf die Klingel gedrückt. Die Schwester kam auch sofort angerannt, hat aber gleich kehrtgemacht und ist mit dem Doktor und einem Glas Wasser zurückgekommen. Dann haben sie meinen Kopf festgehalten, und ich mußte das Wasser trinken - es hat so ekelig süß geschmeckt, als wenn da mindestens ein

Pfund Zucker drin gewesen wäre. Und ich hab' immer gedacht, ich soll keinen Zucker essen! Der Doktor ist dann an meinem Bett geblieben, bis es mir wieder besser ging, aber das hat höchstens zehn Minuten gedauert. Als er mir dann mit dem gleichen ernsten Gesicht wie beim letzten Mal gesagt hat, daß ich bei meinen Mahlzeiten zum Beispiel die Kartoffeln, den Reis oder wenn es Nudeln gibt immer aufessen muß, sonst würde mein Blutzucker wieder so absinken wie vorhin, und wenn mich dann gerade mal keiner findet, könnte ich davon sogar sterben - hab' ich mich richtig geschämt, daß ich das Essen in den Papierkorb geschmissen habe. Denn sterben will ich doch erst, wenn ich mindestens so alt bin wie Ursulas Oma, und die ist schon über fünfzig! Nun hat er es also doch gemerkt, daß ich nichts gegessen habe, obwohl er doch überhaupt nicht in den Papierkorb geschaut hat und uns auch niemand verpetzt hat. Aber wenn ich morgen entlassen werde (hoffentlich überlegt er es sich nun nicht noch anders), kriege ich eine Liste mit, wo genau draufsteht, was ich unbedingt aufessen muß und was ich auch mal weglassen kann. Hauptsache, da sind Spinat und Pampelmusen dabei . . .

Mutti war punkt acht Uhr da, um mich abzuholen, aber bevor wir gehen konnten, ist uns noch ganz genau erklärt worden, warum ich gestern so ein süßes Zeug trinken mußte, obwohl das doch sonst streng verboten ist. Wenn ich nämlich etwas von dem übrig lasse, was man immer anrechnen muß, oder gar nichts esse, rutscht mein Blutzucker unter 60 mg% - das ist dann noch weniger als bei gesunden

Kindern. Und wenn so etwas passiert, dann fange ich gleich an, so zu zittern und zu schwitzen wie gestern, und dann muß ich sogar etwas Süßes essen, damit mein Blutzucker wieder auf den Normalwert steigt. Deshalb sollen Mutti und ich immer ein paar Stückchen Würfelzucker für alle Fälle dabeihaben. Und dann hat der Doktor noch gesagt, notfalls würden es auch ein Stückchen Schokolade oder einige Kekse tun. Ich hätte aber lieber immer ein bißchen Schokolade und schöne Kekse in der Tasche und würde dafür den Würfelzucker nur notfalls nehmen!

Danach hat er noch etwas von "Broteinheiten" erzählt, das scheint jedoch ziemlich schwierig zu sein. So eine Broteinheit enthält 12 Gramm Kohlenhydrate (das hat aber nichts mit "Kohlen" zu tun, sondern die wandeln das Essen im Körper in Zucker um - aber wie sie das machen, hab' ich nicht so ganz kapiert), und das ist zum Beispiel ein halbes Brötchen. Als er mich gefragt hat, wieviel Brötchen das denn bei meinen 24 Broteinheiten wären, hab' ich schon einen Schreck gekriegt, daß ich jetzt vielleicht jeden Tag 12 Semmeln essen muß ... Aber dann hat er Gott sei Dank gelacht und uns diese Tabelle gezeigt, wo genau drinsteht, was man statt der 24 halben Semmeln noch so alles essen kann. Denn auch ein Viertelliter Milch oder 100 Gramm saure Äpfel oder 60 Gramm Kartoffeln sind soviel wie eine Broteinheit (die Liste ist ganz lang, und da steht einfach "BE"), Mutti kann dann immer die besten Sachen heraussuchen. Aber ich hab' es ja geahnt: Bananen und Weintrauben, die ich doch so gerne esse, sind "strengstens verboten", und diese furchtbaren Pampelmusen können "unbegrenzt gegessen werden", Spinat leider ebenfalls!

Wir haben auf einem Zettel auch genau stehen, wie diese komischen BEs verteilt werden müssen. Da heißt es:

1. Frühstück: 6 BE, 2. Frühstück: 2 BE,
Mittagessen: 6 BE, Kaffee: 2 BE,
Abendessen: 6 BE, Spätmahlzeit: 2 BE.

Uff, sechsmal am Tag essen! Ich hab' gedacht, das wäre nur im Kinderspital so oft und zu Hause bräuchte ich bloß wieder wie vorher dreimal was essen, aber das muß wohl furchtbar wichtig sein. Hinterher in der Straßenbahn war Mutti ganz schön geschafft. Sie hat gesagt, das wäre alles viel zuviel auf einmal gewesen. Außerdem hätte ihr der Doktor Winkelmann ruhig schon früher sagen können, daß sie für mich eine Waage mit einer Gramm-Einteilung kaufen muß. Aber eigentlich war er ja doch ganz nett, auch wenn er zum Schluß so viel geredet hat. Und was wir davon nicht behalten haben, steht bestimmt in diesem Heftchen, was er uns zu dem Insulin und der Spritze noch mitgegeben hat. Das verschenkt nämlich die Firma, die mein Insulin aus den Rindern zapft, an alle zuckerkranken Leute, die aus dem Krankenhaus entlassen werden und noch nicht alles wissen.

Warum ist auf einmal alles verboten?

Seit ich diesen blöden Zucker habe, macht sich Mutti dauernd Sorgen um mich. Das hat mir am Anfang richtig gut gefallen, weil sie ja nun viel mehr Zeit für mich hat als früher. Aber warum verbietet sie mir denn jetzt fast alles? Die ersten paar Tage war es wirklich schön, mit ihr zur Schule zu gehen und wieder abgeholt zu werden. Aber seit sie jetzt auch noch in der großen Pause kommt, um zu kontrollieren, ob ich statt der Flasche Schulmilch auch ja keinen Kakao trinke und ob ich mein Brot richtig aufesse, lachen mich die anderen Kinder immer öfter aus. Denen aus meiner Klasse hat unsere Lehrerin zwar neulich verboten, etwas Schlimmes über mich zu sagen ("das Gritli ist doch jetzt sehr krank, und man kann es deshalb nicht so unbeaufsichtigt lassen", hat sie gesagt, und ich bin puterrot geworden, weil ich doch dabei war und mich dann alle so neugierig und besorgt angeschaut haben), aber ich merke trotzdem, wie sie die Köpfe zusammenstecken und tuscheln, wenn Mutti im Schulhof auftaucht.

Seitdem hab ich ja auch gar keine Gelegenheit mehr, mit den anderen Verstecken oder Einkriegen zu spielen, weil ich immer brav mit ihr herumlaufen muß. Deshalb rufen die älteren Kinder dann oft "Mutterpäppel" hinter mir her, und dann bin ich ganz traurig, weil ich so etwas doch ganz bestimmt nicht sein will. Dafür hat mir Fräulein Gerich, unsere Lehrerin in Schönschreiben, neulich ein ganz großes Geheimnis verraten: Sie ist nämlich auch schon seit vielen Jahren zuckerkrank, aber das darf außer uns beiden niemand wissen, weil sie sonst in der Schule vielleicht Ärger kriegen könnte. Finde ich toll, mit ihr so ein Geheimnis zu haben, und ich werde auch ganz bestimmt keinem etwas weitersagen!

Das Schönste an der Schule war bisher immer der Turnunterricht, denn ich kann wieselflink rennen, und weil ich so klein bin, ist es nicht leicht, mich beim Völkerballspielen zu treffen. Aber weil ich gleich in der ersten Turnstunde nach dem Krankenhaus plötzlich angefangen habe, wieder so komisch zu zittern und nicht mehr richtig stehen konnte, hat mich die Lehrerin erst mal auf einen Stuhl gesetzt und mir dann die Zuckerstückchen, die ich in meinem Ranzen hatte, in den Mund gestopft.

Und seitdem darf ich nie mehr beim Turnen mitmachen, weil Fräulein Schneider gesagt hat, das kann da mutwillig immer wieder passieren, und dafür will sie keine Verantwortung übernehmen, das finde ich richtig gemein!

Aber wenigstens kann sie beim Zweitschönsten nicht meckern, weil es ja nicht anstrengend ist. Das ist nämlich das Singen, und das kann ich genausogut wie turnen. Manchmal darf ich sogar etwas vorsingen oder auf dem Klavier irgend etwas spielen, was ich von Mutti gehört habe. Fräulein Schneider sagt immer, ich wäre ein Naturtalent, aber das sei bei so einer Mutter ja kein Wunder. Damit kann ich wenigstens ein bißchen vor den anderen angeben, aber viel lieber wäre es mir, wenn ich dauernd so falsch singen würde wie zum Beispiel die Andrea und dafür diesen doofen Zucker los wäre!

Mit dem Spritzen klappt es auch zu Hause ganz gut, mich ärgert nur, daß Mutti jeden Morgen daneben steht und genau aufpaßt, ob ich alles richtig mache - als ob ich das nicht auch allein könnte, schließlich hab' ich ja das Spritzen gelernt und nicht sie! Am liebsten würde sie wahrscheinlich auch noch das machen. Alle paar Tage müssen dann die Spritze und die Nadel auf dem Herd ausgekocht werden, damit kein Dreck hängenbleibt. Dafür haben wir extra ein schwarzes Milchtöpfchen mit Deckel gekauft und ein weißes Leinentaschentuch, wo sie immer reingewickelt wird und dann nach dem Auskochen in den kleinen Blechkasten zurückkommt.

Etwas ist jetzt auch neu, seit ich zuckerkrank bin: Mutti kocht seitdem jeden Tag für mich. Eigentlich hab' ich mir das ja immer gewünscht, aber jetzt, wo sie es macht, finde ich es doch nicht so toll. Der Grund ist, weil sie in dem Heft vom Doktor gelesen hat, daß grüne Bohnen und vor allen Dingen Sauerkraut für Diabetiker sehr gut wären, und nun gibt es bei uns zweimal in der Woche Bohnen, dreimal Sauerkraut (das soll ich außerdem noch pfundweise roh essen), und den Rest der Woche darf ich mir dann was aussuchen. Aber dafür bleiben ja dann nur zwei Tage übrig, und so lecker wie früher bei Ursula schmeckt es sowieso nie, doch das trau ich mich nicht der Mutti zu sagen, sonst wird sie sicher böse, und das will ich ja nicht. Ursulas Mutter kann ganz feine Bratkartoffeln mit Zwiebeln, Speck und Rühreiern kochen, oder Grießbrei mit Himbeersirup, oder Kartoffelpuffer mit Apfelmus. Und bei ihren Fleischplätzchen riecht es im ganzen Haus so herrlich danach, daß einem gleich das

Wasser im Mund zusammenläuft. Mutti macht auch Fleischplätzchen, aber die sehen so ähnlich aus wie die aus dem Krankenhaus und schmecken leider auch so. Das kommt daher, weil Zuckerkranke auch nicht viel Fett essen dürfen, und Mutti sagt, daß das bißchen, was von meinen 60 Gramm am Tag zum Kochen übrigbleibt, eben nicht ausreicht, um Frikadellen oder Bratwürste so schön braun zu kriegen wie bei Ursula. Na ja, vielleicht hat sie ja recht, und es liegt doch nicht nur daran, daß sie in Wirklichkeit nicht so gut kochen kann! Und wenn sie zum Beispiel Pellkartoffeln mit Kräuterquark oder Brathering macht, schmeckt es mir ja sogar richtig gut. Aber seit Mutti diese neue Waage hat, wo jeder Teilstrich ein Gramm ist, sieht mein Brot immer entweder so komisch angeknabbert aus - so, als wenn ein Mäuschen dran herumgefressen hätte -, oder es liegen noch ein paar kleine Krümel extra dabei. Bei meinem Apfel, den ich jeden Tag in die Schule mitkriege, ist das so ähnlich. Entweder es ist ein Loch drin oder sie packt noch ein kleines Stückchen dazu, was dann bis zur Pause immer so ekelhaft braun aussieht. Wenn eine Scheibe Brot nämlich ein paar Gramm mehr oder weniger wiegt als ich essen darf, dann schnippelt sie solange daran herum, bis das Gewicht stimmt, weil der Doktor Winkelmann ja gesagt hat, daß alles ganz genau abgewogen werden muß. Und deshalb macht sie es auch bei den Äpfeln oder anderen Sachen so, aber mich ärgert das immer - wo der freche Harald mich gestern auch noch so hinterhältig gefragt hat, ob meine Äpfel immer Würmer hätten, weil da so oft ein Stück rausgeschnitten ist.

Was ich aber am allerschlimmsten finde, ist, daß mich Mutti noch jeden Tag, genau wie früher, zum

Bäcker Schelkle schickt, um da zwei oder drei Stückchen Kuchen für sie zu kaufen. (Sonst darf ich mit Ursula oder den anderen Kindern nur da spielen, wo sie mich vom Fenster aus noch sehen kann, und zum Kuchenholen darf ich auf einmal ganz alleine vier Querstraßen weiter laufen, das ist richtig ungerecht!)

Neulich hat in der Bäckerei die eine Verkäuferin den Kopf geschüttelt und leise zur anderen gesagt, sie versteht das nicht, daß die Frau Woesch jetzt immer noch so viel Kuchen ißt, wo doch das Gritli - und dann haben sie aufgehört zu reden und mich ganz mitleidig angeschaut. Ich hab' aber alles ganz genau mitgekriegt, jetzt wissen die beim Schelkle also auch schon, daß ich krank bin!

Beim nächsten Mal hab ich Mutti einfach gefragt, warum sie immer so viel Kuchen essen muß ("jetzt, wo ich doch nicht mehr darf" hab' ich mich allerdings nicht getraut zu sagen . . .). Zuerst hat sie ganz überrascht geguckt, so, als wäre ihr das noch nie aufgefallen. Und dann hat sie gesagt, daß andere Leute zum Beispiel rauchen wie die Schlote oder ganz viel Alkohol trinken, und ihre Freude wäre halt Kaffee und Kuchen (aber meine Freude wäre das ja eigentlich auch!). Und wenn man es mal genau nehmen würde, könnte ich direkt froh sein, daß ich jetzt so ein gesundes, vitaminreiches Essen kriege. Diese ganzen Süßigkeiten wären sowieso nur schlecht für die Zähne und würden dick machen. Stimmt, Mutti ist nicht gerade die Dünnste, aber schlechte Zähne hat sie nicht - und überhaupt, wenn sie so genau weiß, daß Kaffee und Kuchen schädlich sind, warum holt sie sich dann nicht irgendeine andere Freude? Außerdem hab' ich gedacht, ich würde ihr immer viel Freude machen, jedenfalls meistens. Ob das vielleicht gar nicht stimmt? Ich will Mutti den Kuchen ja auch wirklich gönnen, wo sie doch jetzt schon mittags immer das gleiche ißt wie ich. Aber es ist ganz schön schwierig, nicht dauernd auf ihren Teller mit den leckeren Krapfen oder der Apfeltorte zu schielen, während auf meinem bloß zwei dünne Scheiben Knäckebrot mit etwas Schmelzkäse liegen.

Mir würde es ja schon genügen, wenn ich ein paar Krümel abkriegen könnte, aber leider ist ja auch in Krümeln Zucker drin, und deshalb darf ich mir nichts nehmen. Aber wenn ich schnell genug bin, gelingt es mir manchmal, mit dem Finger ein bißchen Schlagrahm von Muttis Kirschkuchen zu stibitzen, ohne daß sie es merkt . . .

Und meine Süßigkeiten krieg' ich doch!

Warum muß dieser blöde Unterzucker immer gerade dann auftauchen, wenn ich ihn überhaupt nicht gebrauchen kann! Daß ich deswegen nicht mehr beim Turnen mitmachen darf, ist schon schlimm genug. Aber der kommt manchmal so schnell, daß ich sogar mitten im Klassenzimmer zusammenklappe ... Letzte Woche zum Beispiel hat unsere Lehrerin einen Telefonanruf gekriegt und uns gesagt, wir sollten in der Zwischenzeit schön leise sein. Der dicke Heinz hat sich vorne an die Tür gestellt, um aufzupassen, daß keiner kommt, und wir anderen haben dann ein tolles Wettspringen über Tische und Bänke gemacht, pro Reihe immer ein Kind.

Das ist ganz schön schwierig, denn man muß dabei jeden Tisch und jede Bank einmal mit den Füßen berühren und aufpassen, daß man nicht in die Tintenfässer tritt.

Weil die Annemarie ein bißchen schlecht sieht und deshalb bei so etwas nie mitmachen will, durfte sie dafür den Schiedsrichter spielen und immer "auf die Plätze, fertig, los!" brüllen.

Als ich dann drankam, bin ich losgezischt wie eine Rakete, denen wollte ich's zeigen! Aber kurz vor der letzten Bank wurde mir auf einmal wieder so komisch, und ich kann mich bloß noch daran erinnern, daß ich daneben gesprungen bin. Die anderen waren bestimmt sauer, daß sie sofort unsere Lehrerin holen mußten, weil wir doch gerade froh waren, daß sie so lange telefoniert hat ...

Wenn man mir dann genug Traubenzucker in die Backe stopft, geht es mir ja ziemlich schnell wieder gut, aber ich habe trotzdem Angst, daß mich die anderen Kinder irgendwann nicht mehr mitspielen lassen. Wahrscheinlich denken die auch, daß ich nicht ganz richtig im Kopf bin, wenn ich manchmal so komisch laufe und dummes Zeug daherrede. Aber vielleicht brauch' ich ja bald nicht mehr zu spritzen und bin dann wieder ganz gesund, denn ich habe schon seit Wochen keinen Harnzucker mehr und brauche immer weniger Insulin - jetzt sind es bloß noch 16 Einheiten! Der Doktor hat neulich schon gelacht und gesagt, da würde sich das Spritzen ja bald gar nicht mehr lohnen. Damit meint er ganz bestimmt, daß ich wieder gesund werde!

☆

Dieser Unterzucker hat jedoch auch etwas Gutes, das hab' ich neulich mal ganz zufällig gemerkt: Kurz bevor ich zusammenklappe, kriege ich nämlich eine total schwitzige Stirn, und wenn ich genau dann etwas Süßes esse, werde ich meistens nicht bewußtlos. Deshalb faßt Mutti auch sofort zuerst meine Stirn an, wenn ich mich irgendwie komisch benehme.

Als das mal wieder so war, kamen wir gerade an einer Bäckerei vorbei, und Mutti ist da in Windeseile hineingerannt, um mir ein Stück Apfelkuchen zu holen (Vor lauter Schreck hat sie völlig vergessen, für sich selbst auch welchen zu kaufen . . .).Gut, daß ich wenigstens bei solchen Gelegenheiten von ihr was Süßes kriege! Und neulich ist mir auch noch eine ganz tolle Idee gekommen: Da hab' ich zu Hause einfach mal etwas Spucke auf die Stirn geschmiert und ganz elend getan. Mutti ist prompt darauf hereingefallen und hat mir sofort einen ganzen Riegel Schokolade in den Mund gestopft. Dieser Trick hat mir außerdem schon ein Mandelhörnchen unterwegs und eine Aprikosenschnitte auf Tante Marias Geburtstag eingebracht ... Natürlich darf ich das nicht zu oft machen, sonst merkt sie am Ende doch noch etwas, aber bis jetzt hat es immer sehr gut geklappt.

Außerdem habe ich auch noch eine andere Möglichkeit entdeckt, an Naschereien heranzukommen! Mutti spielt nämlich seit einiger Zeit zwei Nachmittage in der Woche in einer Gymnastikschule Klavier, damit wir etwas mehr Geld haben. Dort hüpfen reiche Damen, die deshalb nicht arbeiten müssen, nach dem Takt von Muttis Musik herum - eine macht was vor, und die anderen müssen alles nachmachen. Ich bin sehr froh, daß es so etwas gibt, weil ich deshalb am Dienstag und am Freitag immer mit Ursula spielen kann, ohne daß Mutti dabei ist.

Eigentlich sollen wir ja in der Wohnung zusammen unsere Schularbeiten machen, aber das geht manchmal ganz schnell, und wir büxen dann immer noch ein bißchen aus. Dabei ist uns auch die Idee mit dem Gummibärchenkaufen gekommen. Im Kramladen von der Witwe Hinzel gibt es die besten, und wenn sie gut aufgelegt ist, dann sucht sie einem ganz viel rote heraus oder legt noch welche extra dazu. Ich hatte von meinem Taschengeld 20 Pfennig gespart und wollte alles für die Bärchen ausgeben, weil Ursula die auch so gerne ißt.

Ich hab' richtig Herzklopfen gekriegt, als wir in den Laden reingegangen sind, denn es ist schon viele Monate her, daß ich die letzten Gummibärchen gekauft habe -

außerdem wußte ich ja, daß ich die eigentlich gar nicht essen darf. Trotzdem hab' ich ganz frech meine 20 Pfennige hingehalten und 20 Stück verlangt. So, als wäre es das Selbstverständlichste von der ganzen Welt, als ob ich die jeden Tag essen würde. Aber die Antwort kam wie eine kalte Dusche! Frau Hinzel hat nämlich gesagt, daß sie mir leider nichts Süßes verkaufen könnte, weil meine Mutter ihr das streng verboten hätte! Wir müssen wohl ziemlich bedeppert dreingeschaut haben, denn sie hat mir zum Schluß noch ganz mitleidig eine Salzgurke geschenkt, "damit ich wenigstens was zum Beißen hätte, was mir nicht schadet" . . . Wir mögen jedoch alle beide keine Salzgurken und haben sie deshalb in den nächsten Gulli geschmissen.

Beim Bäcker dann das gleiche Ergebnis! Ich hab nach den "zwanzig Gummibärchen" noch ein zaghaftes "für meine Mutter" hinzugefügt, aber das hätte ich mir sparen können, die haben mich gleich durchschaut. Wahrscheinlich wissen sie genau, daß Mütter sich für so etwas nicht interessieren. Aber Kuchen für sie hätte ich jederzeit gekriegt, so eine Gemeinheit!

Beim nächsten Laden - der Molkerei Vogelhuber gleich um die Ecke - waren wir dann viel schlauer. Diesmal ist Ursula alleine reingegangen, und ich hab' draußen gewartet. Dort gibt es zwar keine Gummibärchen, aber dafür kam sie mit zehn ganz tollen Zauberkugeln an. Die wechseln, während man sie lutscht, die Farbe von Rot über Gelb bis hin zu Blau. Wir haben sie genau aufgeteilt und uns geärgert, daß ich nicht schon von Anfang an draußen geblieben bin. Seitdem machen wir das jedesmal so, wenn auch nicht immer gleich für zwanzig Pfennig. Mutti merkt von diesen Ausflügen nichts, weil wir schon wieder ganz brav über unseren Schularbeiten sitzen oder spielen, wenn sie nach Hause kommt.

Meistens geht es mir danach auch nicht schlechter, aber manchmal scheint mein Zucker von den Sachen doch zu steigen, weil ich dann wieder großen Durst kriege und so oft pinkeln muß. Dann meckert Mutti ganz schön mit mir herum und schimpft, daß ich bestimmt wieder gesündigt hätte. Aber ich streite das natürlich ab, und Ursula verrät mich nicht, dafür kriegt sie ja auch die Hälfte von den Bonbons!

☆

Ich muß wirklich vorsichtiger sein, denn Mutti ist mißtrauisch geworden! Es fing damit an, daß ich manchmal Bonbonpapierchen in die Manteltasche gesteckt habe, um genügend Munition für meinen Schießgummi zu haben. Als sie das erste Mal welche gefunden hat, war sie so ärgerlich, daß ich gleich eine Backpfeife bekam, und das macht sie nur sehr selten. Beim nächsten Mal hat sie sich dann etwas einfallen lassen, was für mich noch viel schlimmer war und mich erst mal eine ganze Weile davon abgehalten hat, weitere Bonbons zu essen. Da mußte ich mich nämlich an den Tisch setzen, und sie hat sich direkt hinter mich gestellt, so daß ich nicht entwischen konnte.

Und dann mußte ich mir ein Buch mit ganz abscheulichen, farbigen Bildern ansehen, was sie sich von unserem Hausarzt ausgeliehen hat. Da war zum Beispiel ein total aufgequollenes, blau-schwarzes Bein mit lauter so komischen Rissen zu sehen. Oder ein dunkelroter Fuß mit ganz abgefaulten Zehen, aus denen der Eiter rausgelaufen ist . . . Ich hab' geheult und getobt, weil ich dieses ekelhafte Zeug nicht sehen wollte. Aber Mutti hat mich festgehalten und ebenfalls gebrüllt, das sollte ich mir nur gut anschauen, denn so würde es eben zuckerkranken Kindern gehen, die trotzdem immer Süßigkeiten essen.

Aber was soll ich machen - daß mir von so etwas ganz schlecht wird, hält nie sehr lange an, in den letzten vier Wochen mußte ich mir die Bilder schon dreimal anschauen! Und immer wieder nehme ich mir vor, in Zukunft wirklich nichts mehr zu naschen, aber immer wieder vergesse ich, die Bonbonpapierchen wegzuschmeißen . . .

Doch was da auf diesen Bildern zu sehen ist, wird mir bestimmt nicht passieren, damit will mir Mutti nämlich nur Angst einjagen! Schließlich hat der Dr. Müller neulich extra gesagt, daß sich für mich das Spritzen bald nicht mehr lohnen würde. Dann kann ich endlich wieder naschen, so viel ich will, und keiner meckert mich deshalb aus!

Eine schwere Enttäuschung

Von wegen: irgendwann mal nicht mehr spritzen müssen und wieder ganz gesund werden! Genau das Gegenteil ist passiert. Ich muß jetzt früh gleich 32 Einheiten aufziehen und außerdem sogar noch vor dem Abendessen 12 Einheiten spritzen, so eine Gemeinheit!

Das mit den nur 16 Einheiten am Morgen hat ja bis kurz vor Weihnachten sehr gut geklappt, aber dann hab' ich plötzlich ganz dolle Ohrenschmerzen gekriegt, und der Zucker wurde immer höher. (Obwohl ich überhaupt keine Süßigkeiten genascht habe, weil mir dummerweise sogar das Kauen wehgetan hat.) Mutti dachte zuerst, das wäre schon wieder der Ziegenpeter, aber dann waren es Gott sei Dank bloß meine Mittelohren. Der Arzt hat jedenfalls gesagt, ich hätte eine Mittelohrentzündung, und mich sofort wieder ins Kinderspital gesteckt.

Diesmal war es da furchtbar langweilig, weil man bei Fieber ja überhaupt nicht aufstehen darf, und ich hatte leider gleich fünf Tage hintereinander Fieber. Deshalb hab' ich die meiste Zeit auch nur geheult - wo es doch gerade an Weihnachten bei uns zu Hause immer so schön ist! Es riecht schon Tage vorher nach den Zimtsternen, Nußtalern und Kokosmakronen, die wir zusammen backen. Am Heiligen Abend schmückt Mutti den Baum mit roten Kerzen, Äpfeln, Strohsternen und bemaltem Eierzucker und verhängt das Schlüsselloch mit einem Tuch, damit ich nichts sehen kann, wenn sie die Geschenke aus den Verstekken holt . . . Vor der Bescherung setzt sie sich an den Flügel und spielt ein paar schöne Weihnachtslieder, die wir dann zusammen singen (von mir aus könnte sie aber auch eins oder zwei weglassen, weil ich doch immer so gespannt bin, was in all den Päckchen drin ist!).

☆

Im Kinderspital war das alles ganz anders. Es hat wie jeden Tag nach Putzmitteln und Salben gerochen, und der Tannenbaum im Zimmer war riesengroß und scheußlich, mit ganz viel Lametta und elektrischen Kerzen.

Am Heiligen Abend durften wir nachmittags ausnahmsweise gleich vier Stunden lang besucht werden. Aber man konnte sein eigenes Wort nicht mehr verstehen, weil alle Eltern, Kinder und Verwandte so durcheinandergeredet haben.

Zuerst war ich ganz traurig, daß Mutti zu Hause trotzdem Plätzchen gebacken hat, obwohl ich jetzt ja gar keine mehr essen darf. Doch bei ihrem Besuch hat sie außer den tollen Geschenken auch eine Blechdose mitgebracht, in der selbstgemachte Kokosmakronen extra für mich drin waren, das hat mich dann wieder versöhnt. Es gibt im Reformhaus nämlich einen Zukker, den auch Diabetiker essen dürfen, und sogar Schokolade, die damit gesüßt ist. Das Pfund kostet davon zwar fast elf Mark, aber Mutti meinte, daß wir uns den an Weihnachten schon mal leisten könnten.

Die Plätzchen haben allerdings etwas komisch geschmeckt und die Schokolade mit den Orangenstückchen ebenfalls, aber das wollte ich ihr lieber nicht sagen - wo sie doch so viel Geld dafür ausgegeben hat. Deshalb hab' ich ihr auch von dem Durchfall nichts erzählt . . . Aber ansonsten hat sie mir mit dem tollen Nachthemd, der Schachtel mit den farbigen Griffeln und besonders mit dem Buch eine große Freude gemacht. Darin geht es nämlich auch um ein Mädchen, das "Gritli" heißt. Die ist zwar nicht zuckerkrank, aber es ist trotzdem spannend, von einem Kind zu lesen, das den gleichen Namen hat wie ich.

An Silvester ist es mir schon viel bessergegangen - ich konnte lange mit Mutti Mensch ärgere dich nicht spielen, ohne daß ich gleich müde geworden bin.

Um 12 Uhr nachts, als es überall ganz laut geknallt hat, wäre ich so gerne bei ihr gewesen, um mit ihr zusammen das Feuerwerk anzuschauen. Aber wenigstens durfte ich aufstehen und die Kracherei mit einigen Kindern vom Fenster aus beobachten.

Die anderen haben alle einen schönen Krapfen, mit Pflaumenmus gefüllt, gekriegt und durften auf das neue Jahr mit Limonade anstoßen. Ich war ja sowieso schon ganz traurig, weil ich an zu Hause denken mußte. Aber als die Nachtschwester dann mit einer Bockwurst und einem Glas Sprudel ohne Geschmack ankam, hab ich die blöde Wurst vor lauter Wut auf den Boden geschmissen, bin schnurstracks ins Bett gerannt und hab' furchtbar geheult. Dort hat mich diese Schwester Elke dann auch noch ausgeschimpft, daß ich sehr undankbar gewesen wäre, wo sie die Wurst doch extra für mich warm gemacht hätte. Aber was weiß die schon, wie gemein es ist, wenn andere Kinder zur gleichen Zeit Zitronenlimonade und leckere Krapfen kriegen . . .

Meine Werte waren auch nach dieser Mittelohrentzündung noch so schlecht, daß ich früh wieder 28

Einheiten spritzen mußte. Das war eigentlich nicht schlimm, weil es ja auch nicht mehr weh tut, wenn man statt vier Teilstrichen sieben aufziehen muß. Aber als ich dann nach vier Wochen endlich wieder nach Hause durfte, hat der Doktor zu Mutti gesagt, daß die Sache mit dem Nur-einmal-Spritzen wahrscheinlich nicht mehr lange gutgehen würde. Da hab' ich gleich wieder losgeheult und mich sofort noch viel kranker gefühlt als vorher.

Die nächsten zwei Monate war ich wirklich eisern, habe an Süßigkeiten nur noch diese komische Orangenschokolade gegessen und gehofft, daß der Arzt sich geirrt hätte. Aber vor sechs Wochen war es dann endgültig soweit: Ich mußte ein paar Tage hintereinander besonders nachts ganz oft aufs Klo, und Mutti hatte wieder Grund, ihre Nase zu rümpfen. Als ich dann bei der nächsten Blutzuckerkontrolle einen Wert von 460 mg% hatte, wurde ich von unserem Hausarzt sofort wieder ins Kinderspital eingeliefert. Dort kennen sie mich ja inzwischen alle schon, und der Stationsarzt ist eigentlich ganz nett. Aber ich hab' ja genau gewußt, was mir diesmal blühen wird, und wollte ihm erst gar nicht die Hand geben (obwohl es mir fast zu schlecht war, um richtig wütend zu sein . . .). Doch er hat trotzdem so getan, als wenn wir die besten Freunde wären, und mir ganz ruhig erklärt, daß das Depot-Insulin jetzt keine 24 Stunden mehr ausreicht. Das kommt daher, weil meine Bauchspeicheldrüse nun überhaupt nicht mehr arbeitet, vorher hat sie wenigstens noch ein bißchen was selbst produziert. Und deshalb müßte ich in Zukunft auch abends eine bestimmte Menge Insulin spritzen, damit ich gut über die Nacht komme. Sonst würde genau das passieren, was eben jetzt gerade los ist: nämlich ein viel zu hoher Zucker und Aceton. Und das würde mir auf die Dauer so schaden, daß ich überhaupt nicht mehr in die Schule gehen könnte.

Ich finde es zwar gar nicht so schlecht, mal ein paar Wochen nicht in die Schule gehen zu müssen, aber dort nie mehr hingehen zu dürfen, weil ich ständig hohen Zucker habe und müde bin - das kann ich mir auch nicht vorstellen! Deshalb hab' ich halt die Zähne zusammengebissen und steche mich jetzt auch noch abends in den Oberschenkel.

Seitdem geht es mir tatsächlich viel besser, und der Krankenhausaufenthalt hat diesmal auch nur drei Wochen gedauert. Statt der zuckersüßen Bonbons esse ich jetzt manchmal Kaugummi. Er heißt "Dubble Bubble", kommt aus Amerika, und man kann damit riesengroße Blasen machen, die dann an der Nase kleben bleiben, wenn sie platzen. Das sieht lustig aus, und man kann vor allen Dingen die meisten Erwachsenen damit schön ärgern. Außerdem liegt in jeder Packung ein buntes Bild von einem Filmschauspieler dabei - es ist gerade große Mode, sie zu sammeln und in ein Album zu kleben. Vielleicht werde ich, wenn ich groß bin und die anderen mich nicht mehr so auslachen, ja auch mal eine berühmte Filmschauspielerin, dann stecken mich die Kinder wenigstens auch in ihr Album!

Ferienlager müßten ewig dauern

Neulich hat uns im Wartezimmer eine Frau erzählt, daß es so etwas wie einen Deutschen Diabetiker-Bund gibt. Manchmal würden da irgendwelche Ärzte Vorträge über Diabetes halten, bei denen man viel lernen könnte, und - dabei habe ich ganz besonders die Ohren gespitzt - im Sommer besteht die Möglichkeit, daß zuckerkranke Kinder die Schulferien in einem schönen Haus verbringen, wo sie den ganzen Tag herumtollen dürfen. Passieren kann nichts, weil ja auch Betreuer da sind, die gut aufpassen. Außerdem gibt es dort mehrere Ärzte, eine Krankenschwester und eine Laborantin, und jeder kriegt sein Essen genau abgewogen. Ihre Tochter würde da jetzt leider nicht mehr mitfahren können, weil die inzwischen schon fast sechzehn ist, aber für mich wäre es doch bestimmt das richtige ... Das finde ich allerdings auch! Deshalb hab' ich Mutti jeden Tag gebettelt, daß sie doch mal an diesen Diabetiker-Bund nach Würzburg schreiben soll, damit ich auch ins Ferienlager fahren kann.

Zuerst wollte sie absolut nicht und hat auch immer versucht, mir das wieder auszureden: Das wäre ja schließlich nicht in Nürnberg, sondern ganz weit weg, und dann würde ich bestimmt furchtbar Heimweh kriegen, wenn ich gleich vier Wochen von zu Hause weg bin. Außerdem könnten die Betreuer ja nicht überall zugleich sein, und deshalb würde sie die ganze Zeit über nur Angst um mich haben.

Aber ich stelle es mir eigentlich ganz toll vor, mal ein paar Wochen mit anderen Kindern herumtoben zu dürfen, ohne daß Mutti mich gleich zurückpfeift ...

Wenn ich dann auch noch mein liebes Stoff-Nashorn mitnehmen könnte, würde es mit dem Heimweh sicher gar nicht so schlimm werden.

Deshalb hab' ich auch nicht lockergelassen, sondern jeden Tag so lange herumgequengelt, bis sie dann endlich doch dorthin geschrieben hat - hoffentlich kommt bald Antwort!

☆

Yeehpeeh, gestern ist endlich dieser Brief von einem Herrn Beining aus Würzburg im Kasten gewesen! Da steht drin, daß das Ferienlager im Juli in Stühlingen an der Schweizer Grenze stattfinden wird und daß von Nürnberg aus ein Sammeltransport mit Zugbegleitern vom Roten Kreuz dorthin fährt. Und das Schönste: Es sind noch einige Plätze frei, man muß sich nur schnell entscheiden.

Mutti hat sich natürlich erst mal wieder lauter Sachen einfallen lassen, damit sie mich nicht anzumelden braucht. Zum Beispiel, daß wir für so eine Fahrt gar nicht genügend Geld hätten und daß ich diese weite Strecke unmöglich alleine reisen könnte - wo doch so viele Kinder aus fahrenden Zügen fallen, weil sie die Klotüre verwechseln. Und auf das Begleitpersonal könnte man sich ja auch nicht immer verlassen.

Aber zum Schluß hab' ich doch noch gesiegt! Das hat, glaube ich, nur deshalb geklappt, weil sie mein ständiges Geheule nicht mehr länger ertragen konnte und deshalb weich geworden ist. Jedenfalls hat sie mich nun endlich angemeldet, und nun hoffe ich bloß, daß es inzwischen nicht schon zu spät ist.

Hurra, nun weiß ich es ganz genau, daß ich im Juli nach Stühlingen fahren kann - die Zusage ist gekommen! Ich freue mich schon so riesig darauf, aber Mutti schimpft in der letzten Zeit ziemlich oft mit mir. Sie sagt dann immer, ich wäre total aus dem Häuschen und würde nur noch herumzappeln, anstatt etwas Vernünftiges zu machen, wie zum Beispiel meine Spielsachen wegzuräumen.

Damit hat sie schon ein bißchen recht, denn in der Schule kann ich auch nicht mehr still sitzen, wenn ich bloß an die Sommerferien denke. Aber das ist ja auch wirklich alles sehr aufregend! Ich bin noch nie mit dem Zug gefahren, immer nur mit der Straßenbahn. Und wie es in der Schweiz oder im Schwarzwald - wo dieses Stühlingen liegt - aussieht, kann ich mir auch nicht vorstellen. Die Leute sollen dort ganz anders reden als hier, und es gibt sehr viel Wald, hohe Berge und kleine Seen. Mutti läuft leider überhaupt nicht gerne, deshalb bin ich bisher bloß ein paarmal von Onkel Heinz und Tante Martha auf ihren Sonntagsausflug mitgenommen worden. Da sind wir immer mit der Linie 8 bis zur Endhaltestelle gefahren und dann zwei Stunden spazierengegangen. Aber da stehen überall Papierkörbe herum, und es war mir ziemlich langweilig, weil ich ja viel lieber durchs Gestrüpp gekrochen wäre, anstatt ganz brav auf den Waldwegen neben den beiden zu laufen. Doch dann hätte ich mir ja mein schönes Sonntagskleid verdreckt, und Mutti wäre böse geworden. Aber das ist auch schon lange her, - seit ich zuckerkrank bin, haben die mich nie mehr mitgenommen! Im Ferienlager dürfen wir bestimmt ganz oft im Wald Verstecken spielen und müssen dabei nicht so ein blödes Kleid mit Rüschen anziehen. Außerdem schlafen da sicher mehrere Kinder in einem Zimmer. Das finde ich ja auch im Krankenhaus schon immer sehr lustig, aber wenn man überhaupt nicht krank ist, macht es garantiert noch mehr Spaß.

Richtig aufregend ist es auch, die ganzen Sachen heranzuschaffen, die auf der Kofferliste stehen. Mutti stöhnt schon andauernd, daß mein Aufenthalt dort ein großes Loch in unsere Haushaltskasse reißen würde, weil ich weder einen Badeanzug noch eine Taschenlampe habe und meine festen Schuhe unbedingt noch zum Schuster müssen. Aber auf diese Weise bekomme ich wenigstens mal wieder etwas Neues, und gerade so eine Taschenlampe ist ungeheuer wichtig, wenn man nachts heimlich noch etwas unter der Bettdecke lesen will.

Die letzten Tage waren allerdings ziemlich anstrengend! Meine ganzen Anziehsachen mußten im Wäschetrog auf dem Hof gewaschen werden, ich hab' aber mitgeholfen, so gut es ging. Nach dem Trocknen hat Mutti sogar unser schweres Bügeleisen in Schwung gebracht und dann auch noch meine Socken gestopft, obwohl sie diese Arbeiten absolut nicht ausstehen kann.

Hinterher haben wir alles in ihren großen braunen Koffer gelegt, aber es mußte außerdem jedes einzelne Stück auf einen Zettel geschrieben werden, damit ich am Schluß nicht die Hälfte vergesse.

Für Reinhold war im Koffer zwar absolut kein Platz mehr, doch Tante Helga - eine nette Freundin von Mutti - hat mir noch einen karierten Umhängebeutel, so wie ihn fast alle älteren Mädchen tragen, geschenkt. Da paßt mein ganzer Reiseproviant hinein, und Reinhold kann dann oben herausschauen, ich habe ihm von meinem Taschengeld extra eine neue rote Schleife gekauft!

Gestern Abend konnte ich überhaupt nicht richtig einschlafen. Bin immer wieder aus dem Bett gehopst, weil mir alles Mögliche eingefallen ist, was unbedingt noch mit in den Koffer sollte. Außerdem mußte ich auch ganz oft aufs Klo, und Mutti hat deswegen mit mir geschimpft. Sie hat natürlich geglaubt, daß ich wieder etwas genascht hätte. Das stimmt aber diesmal nicht, Ehrenwort!

☆

Heute früh war es dann endlich soweit: Nach dem Brötchen hinunterschlingen und Reisebrote schmieren haben wir es gemeinsam geschafft, den Koffer irgendwie zuzukriegen, und dann ging es im Eiltempo ab zum Hauptbahnhof. Gott sei Dank wohnen wir nicht weit davon entfernt, aber Mutti hat trotzdem gestöhnt, daß sich diese lächerlichen 10 Minuten mit dem schweren Koffer und der Reisetasche wie Kaugummi ziehen würden. Aber mein Matchsack war ja schließlich auch nicht gerade leicht!

Nach dem Gepäck aufgeben sind wir dann zum Bahnsteig 6 gerannt, wo der Treffpunkt für alle Kinder sein sollte, die in Nürnberg zusteigen oder umsteigen. Der war nicht schwer zu finden, weil man den Lärm schon von weitem hören konnte und weil es da außerdem ein Schild mit der Aufschrift "DDB" gab. Die Beinings waren ebenfalls da, sie sind extra aus Würzburg hergefahren, um jeden von uns persönlich begrüßen zu können. Dann kam auch gleich eine von den Aufpasserinnen, um mich auf ihrer Liste abzuhaken. Dann hat sie mir noch so ein rotes Kärtchen mit meinem Namen, der Adresse und dem Zielbahnhof Stühlingen um den Hals gehängt, damit ich im Gedränge nicht verlorengehe.

Und nun ging alles furchtbar schnell: Der Zug aus München donnerte heran, die Nürnberger Kinder haben sich von ihren Eltern verabschiedet (Mutti hat mich so fest an sich gedrückt, daß ich auf einmal doch losheulen mußte, obwohl ich das ja eigentlich gar nicht wollte ...), und dann fing das große Geschiebe und Geschubse an. Alle wollten nämlich zugleich in die Abteile rein, aber zwei davon waren sowieso schon von den Münchner Kindern besetzt, und die Reisebegleiterinnen haben mächtig aufgepaßt, daß es keine Streitereien gab. Am Ende waren wir dann alle gut verfrachtet, nur beim Winken haben wir uns an den Fenstern etwas gedrängelt. War ehrlich gesagt schon ein komisches Gefühl, als Mutti auf dem Bahnsteig immer kleiner wurde ... Aber dafür gab es gleich etwas zu lachen, weil ein etwa zwölfjähriger, ziemlich dicker Junge aus Dortmund sofort nach der Zugabfahrt aus seinem Rucksack zwei harte Eier gekramt hat und anfing, die so richtig schmatzend in sich hineinzuschlingen. Bei mir waren außer ihm noch zwei ältere Mädchen aus Hamburg, ein 14jähriger Junge aus Darmstadt (der immer zu den beiden rübergeschielt hat) und Martina aus Kassel im Abteil. Ich glaube, daß Martina und ich Freundinnen werden, weil sie ein ganz tolles Katzenquartett mithat und weil wir uns schon während der ganzen Fahrt so gut vertragen haben.

Unsere Reisebegleiterin hieß Frau Schmitt und hatte, wie auch die anderen, einen weißen Kittel mit einem roten Kreuz drauf an, damit man sie gleich erkennen konnte. Sie mußte zwar ebenfalls auf zwei Abteile aufpassen, hat aber bloß noch nebenan Platz gekriegt, weil bei uns Gott sei Dank schon alles voll war. Deshalb konnten wir schön Blödsinn machen und auf den Sitzen herumturnen, ohne daß sie es gleich gemerkt hat.

Aber von denen ist eigentlich niemand so richtig zum Sitzen gekommen, weil dauernd etwas los war. Irgendein Kind mußte immer aufs Klo (vor allen Dingen ich . . .), und einige fingen sogar an zu brechen. Außerdem haben auch ein paar Kinder Unterzucker gekriegt, weil sie ihre Reisebrote nicht aufessen wollten, und deshalb waren die Rotkreuz-Tanten eben ständig unterwegs. Aber ansonsten hatten wir die ganze Fahrt über einen Riesenspaß! Bloß die beiden älteren Mädchen haben immer etwas verächtlich die Mundwinkel heruntergezogen, wenn wir so laut gelacht haben, und deshalb wußte der Junge aus Darmstadt nie so richtig, ob er nun mit uns mitmachen soll oder nicht.

Auf dem Bahnhof in Stühlingen sind wir dann von einem Arzt, der Dr. Struwe heißt, und einer Betreuerin, zu der wir einfach Uta sagen sollten, in Empfang genommen worden. Die beiden waren erst mal eine ganze Weile damit beschäftigt, unsere Gepäckstücke in einen VW-Bus zu stopfen, in dem für uns natürlich kein Platz mehr war. Aber der Spaziergang mit Uta quer durch das ganze Dorf hat dafür großen Spaß gemacht - obwohl manche von uns ziemlich keuchen mußten, weil die Landwirtschaftsschule ja auf einer Anhöhe direkt am Waldrand liegt.

Die beiden Häuser, in denen wir wohnen, sind richtig modern und gefallen mir sehr. In dem einen ist im Keller das Labor untergebracht, und in den beiden Stockwerken schlafen wir Mädchen. Im anderen Haus gibt es einen riesengroßen Speisesaal, in den darüber liegenden Etagen haben sich die Jungens eingenistet. Was ich natürlich besonders gut finde, sind die Doppelstockbetten! Und weil ich so flink bin, hab' ich mir sofort das beste Zimmer geschnappt, noch ehe sich die anderen richtig umsehen konnten. Mein Bett steht direkt am Fenster, man kann auf einer kleinen Leiter nach oben klettern und hat von da aus einen ganz tollen Blick auf das Schloß Hohenlupfen und auf Hügel, die schon zur Schweiz gehören. Martina war nicht schnell genug und hat deshalb kein Hochbett mehr gekriegt, aber dafür liegt sie jetzt direkt in dem unter mir. Ansonsten sind noch zwei ungefähr gleichaltrige Mädchen aus München, eine aus Stuttgart und eine aus Bremen bei uns im Zimmer (aber die aus Bremen ist erst sieben).

Gleich nach der Zimmerbesichtigung sollten sich alle, die zweimal spritzen müssen, im Raum neben dem Labor einfinden. Schwester Elfriede - vor der man aber, glaube ich, keine Angst zu haben braucht - mußte den meisten kleineren Kindern dabei helfen. Deshalb war ich ganz stolz, daß ich es schon längst alleine kann, aber immerhin bin ich ja schon neuneinhalb!

Im Speisesaal ging es sehr lustig zu, weil es dort kilometerlange Tische gibt, an denen wir uns unsere Plätze suchen sollten, was natürlich erst mal ein furchtbares Durcheinander gab. Wir konnten uns mit Tomatensalat und Sauerkraut vollschlagen, soviel wir wollten. Außerdem gab es genau abgewogenes Brot, aber auch genügend Wurst, Käse und verschiedene Teesorten. Nach dem Abendessen hat uns Dr. Struwe noch seinen Kollegen Prof. Krainick, die Köchin Frl. Strassner, die Laborantin Schwester Elisabeth und die ganzen Betreuer vorgestellt. Daß der Prof. Krainick ein richtiger Professor ist, hätte ich nie gedacht! So einen hab' ich mir nämlich immer mit weißen Haaren, Brille und Bart vorgestellt, aber längst nicht so jung und nett, wie der hier es ist . . . Unsere Betreuerin heißt Ulla, ist auch noch für das Nebenzimmer zuständig und scheint ebenfalls schwer in Ordnung zu sein. Sie hat uns abends noch beim Auspacken und Einräumen unserer Sachen geholfen und dann einen kleinen Rundgang durch die anderen Zimmer mit uns gemacht, damit wir auch die Mädchen von nebenan etwas näher kennenlernen - es scheinen ein paar ganz brauchbare dabei zu sein. Das Waschen hat mir zum ersten Mal enorm viel Spaß gemacht, weil wir im Waschraum vor lauter Lachen eigentlich gar nicht richtig dazugekommen sind und trotzdem eine Menge Wasser verspritzt haben . . .

Um 22 Uhr hat uns Ulla noch eine schöne Gutenachtgeschichte vorgelesen, und danach sollte eigentlich Bettruhe sein, aber Martina und ich haben trotzdem noch ganz lange miteinander geflüstert und gekichert. Ich glaube, hier wird es mir unheimlich gut gefallen!

☆

Daß vier Wochen so schnell vergehen können, hätte ich nie gedacht. Daß sie nun wirklich schon um sind, finde ich jammerschade, weil das nämlich die vier schönsten Wochen in meinem ganzen Leben waren!

Jetzt weiß ich ganz genau, wie man im Wald tolle Hütten aus dicken Ästen, Moos und Zweigen baut, wie der Holzhaufen für ein Lagerfeuer geschichtet wird und wie man mit einer Taschenlampe Morsezeichen geben kann. Außerdem schwimme ich seit Stühlingen "wie ein Fisch im Wasser" (das hat Dr. Struwe selbst gesagt!) und kann jetzt auch schon ganz gut Fahrrad fahren - das hat mir dort der Sohn vom Hausmeister beigebracht.

Wir sind mit zwei großen Bussen zum Rheinfall von Schaffhausen gefahren, haben die Insel Mainau im Bodensee und den Zoo in Basel besucht, sind sechs Stunden lang durch die Wutachschlucht gelaufen und haben viele Nachtwanderungen und Schnitzeljagden gemacht. Aber nie hat es geheißen, da darfst du nicht mit, weil du zu krank dazu bist. Wir durften genauso herumtoben wie normale Kinder auch, und keiner ist von den anderen ausgelacht worden, wenn er Unterzucker hatte! Es war ja immer ein Arzt oder Betreuer in der Nähe, und dann haben wir eben gleich einen Apfel oder Traubenzucker gekriegt. Bei einigen Kindern (bei mir diesmal aber nicht) mußte der Traubenzucker sogar in die Vene gespritzt werden, weil die nichts mehr schlucken konnten, aber sie durften beim nächsten Mal trotzdem wieder mitmachen.

Alle drei Tage hat uns Elfriede, die "Blutlaus", viermal Blut aus dem Ohrläppchen gezapft, und wenn der Zucker zu hoch war, mußten wir den nächsten Tag Urin sammeln. Bei mir ist das Gott sei Dank nicht oft vorgekommen, aber in der dritten Woche hatte ich ziemlich Durchfall und auch etwas Fieber. (Da war ich nicht die einzige, das ist wahrscheinlich von den geklauten unreifen Äpfeln gekommen . . .). Jedenfalls hab' ich da gleich 84 g Harnzucker ausgeschieden, aber unsere beiden Ärzte waren sogar bei diesem schlechten Ergebnis nicht wütend, sondern haben nur gegrinst und gemeint, davon könnte ich schon fast einen Kuchen backen. Warum wird man von den anderen Ärzten immer gleich so ausgeschimpft, wenn der Zucker mal hoch ist? Besonders schlimm ist es dann, wenn man gar nicht weiß, warum, weil man zufällig wirklich nichts genascht hat!

Doch das war am Ferienlager wirklich das Schönste: gleich vier Wochen lang nicht ausgemeckert oder ausgelacht zu werden und überall mitmachen zu dürfen! Heimweh hab' ich eigentlich kaum gehabt, nur in den ersten Tagen ein bißchen. Aber dafür mußte ich am letzten Morgen ganz doll heulen, als sich Martina auf meinen Koffer gesetzt hat, damit er endlich zugeht. (Wahrscheinlich werde ich nun in Nürnberg Heimweh nach der Zeit in Stühlingen kriegen, weil's da doch so schön war . . .) Wir Mädchen aus unserem Zimmer haben uns jedoch alle geschworen, daß wir uns dort nächstes Jahr wiedersehen werden, und darauf freue ich mich schon jetzt!

Mit dreißig sterben?
Ein Schlüsselerlebnis

Eigentlich habe ich ja gehofft, daß mir Mutti jetzt ein bißchen mehr erlaubt - wo sie doch weiß, was ich in den Ferienlagern immer für tolle Sachen mitmachen darf, aber denkste! Seitdem ist sie nur noch ängstlicher geworden, und mich wundert, daß sie mich überhaupt noch zum Spielen runter läßt. Dann schaut sie allerdings sehr oft vom Fenster aus nach mir, und wenn sie mich nicht gleich sieht, dann brüllt sie so laut "Griiitliii", daß man es bestimmt noch zwei Querstraßen weiter hören kann. Dann muß ich ganz schnell kommen und ihr zuwinken - sonst kommt sie nämlich. . . Manchmal äffen die größeren Kinder sie auch einfach nach, ich flitze dann sofort los, und dabei steht sie gar nicht am Fenster. Dann lachen sich die anderen halb schief, und ich könnte vor lauter Wut platzen! Aber gegen die Großen komme ich sowieso nicht an, und ein paar von den Kindern sind auch nett zu mir. Die warnen mich dann, wenn Mutti wieder am Fenster auftaucht, bevor sie losschreit.

In der letzten Zeit hab' ich mich immer gewundert, warum sie es plötzlich sofort mitkriegt, wenn ich im Keller der Ruine von gegenüber herumkrieche - schließlich kann sie doch nicht den ganzen Tag am Fenster stehen. Aber jetzt weiß ich, warum!

Sie hat nämlich einen großen Spiegel schräg ans Fenster gehängt, und nun kann sie mich vom Klavier aus jederzeit beobachten, ohne dabei aus dem Fenster schauen zu müssen. Das finde ich so gemein, daß ich ihr am liebsten einen Stein in ihren blöden Spiegel schmeißen würde! Wo es dort so schön gruselig zum Versteckspielen ist! Wenn man Glück hat, findet man in der Ruine sogar noch alte Patronen aus dem Krieg, und ich bin schon mal auf eine total ausgetrocknete Katze getreten. Aber durch diesen Spiegel wird es jetzt immer schwieriger, mich unbemerkt davonzuschleichen . . .

Neulich hat mich Mutti dabei erwischt, wie ich ihren Kuchen mit Ursulas neuem Fahrrad vom Bäcker geholt habe. Ich wollte gerade zwei Häuser vor unserem bremsen, damit sie es nicht mitkriegt, doch ausgerechnet an diesem Tag wollte sie mir ein Stück entgegengehen.

Sie hat mich so doll vom Rad gezerrt, daß es umgefallen ist und dabei ein bißchen zerbeult wurde. Dann hat sie mir eine heruntergehauen und gezetert, daß ich 14 Tage nicht mehr draußen spielen dürfte, wenn sie mich noch mal auf dem Rad erwischt.

Hinterher hat sich Mutti dann bei mir entschuldigt und gesagt, daß sie mich eigentlich gar nicht hauen wollte. Ihr wäre nur die Hand ausgerutscht, weil sie halt solche Angst um mich hätte, daß mit meinem Zucker etwas passiert. Immer dieser blöde Zucker, und warum ausgerechnet auf dem Fahrrad!

Aber dummerweise kommt es in der letzten Zeit wirklich oft vor, daß ich unterwegs oder auch zu Hause zusammenkrache. Und manchmal müssen dann sogar die Sanitäter geholt werden, weil ich nichts mehr kauen kann und plötzlich ganz wild um mich schlage - das hab' ich sonst nie gemacht! Hinterher ist mir das immer furchtbar peinlich, weil ich ja gar nicht mehr weiß, wie das eigentlich gekommen ist. Ich kriege einfach nicht mit, wann es anfängt, wache dann plötzlich im Kinderspital wieder auf, und Mutti hat einen Grund mehr, um mich Angst zu haben ...

☆

Vorgestern war es mal wieder soweit. Der Arzt hat mir hinterher erzählt, daß mich gleich drei Lehrer festhalten mußten, weil ich so getobt habe. Auch das noch - mitten auf dem Schulhof!

Diesmal bin ich jedoch nicht im Kinderspital gelandet, weil dort schon alles voll war. Sie haben mich ins Städtische Krankenhaus gefahren, und nun liege ich hier in einem riesengroßen Saal mit 24 Betten zwischen lauter Erwachsenen, die größtenteils schon ganz alt sind. Aber die haben sich alle über mich gefreut, und eine hat sogar gesagt, es wäre schön, daß jetzt endlich mal was Junges im Saal liegt! Das Gute ist ja, daß ich mich nach so einer Traubenzucker-Injektion ganz schnell erhole, meistens darf ich nach zwei Stunden schon wieder aufstehen und herumlaufen. Deshalb ärgert es mich ja auch so, daß ich trotzdem immer gleich ein paar Wochen dableiben muß! Aber hier bei den Großen ist es doch nicht so langweilig, wie ich zuerst befürchtet habe, und die Oberschwester meint, daß ich für meine zwölf Jahre schon sehr vernünftig wäre. Außerdem können die mich dort sehr gut gebrauchen. Ich darf zum Beispiel Tupfer aus Zellstoff schneiden und manchmal auch Omas füttern, die nicht mehr so gut alleine essen können. Gleich am ersten Abend hat mich Schwester Brigitte in eine kleine Einzelkammer am anderen Ende vom Flur geführt. Da liegt eine Frau drin, die 29 Jahre alt ist und ihren Zucker genau wie ich schon als Kind gekriegt hat. Die soll ich jetzt jeden Tag ein bißchen trösten, weil sie ihr neulich ein Bein abgenommen haben, und jetzt ist sie natürlich furchtbar traurig. Ich darf aber immer nur ein paar Minuten bei ihr bleiben, weil sie noch sehr schwach ist und deshalb nicht viel reden kann. Man muß mit dem Ohr immer ganz nah an sie rangehen, um überhaupt etwas zu verstehen. Als ich zum ersten Mal in ihr Zimmer kam, bin ich richtig erschrocken, weil ihr Gesicht so aufgeschwemmt ist und die Farbe von einem Käsekuchen hat. Außerdem merkt man es auch trotz der Bettdecke, daß ihr das eine Bein bis auf ein Stückchen Oberschenkel fehlt - weil sich da, wo es normalerweise liegen müßte, überhaupt nichts abhebt. Schon allein bei dem Gedanken daran wird mir ganz schlecht, aber ich muß trotzdem immer wieder hinschauen . . .

Sie erzählt mir manchmal auch ganz komische Sachen. Zum Beispiel, daß sie zu oft gesündigt hätte und jetzt dafür büßen müßte. Zuerst hab' ich überhaupt nicht kapiert, was sie damit meint, aber gestern hat sie ihren linken Fuß ein bißchen raushängen lassen. Und weil da der Verband etwas verrutscht war, hab' ich es gesehen: Der Fuß sieht genauso aus wie auf diesen ekelhaften Abbildungen, die Mutti mir immer zeigt, wenn sie mich beim Naschen erwischt hat. Ihrer ist an den Zehen nämlich genauso blau und bestimmt auch schon ganz angefault, weil er so scheußlich stinkt. Sie soll ihn bloß nicht mehr raushängen lassen, sonst renne ich beim nächsten Mal aus dem Zimmer!

☆

Heute Mittag ist Frau Scheuenpflug gestorben! Sie mußten ihr auch noch das linke Bein abnehmen, und das hat sie nicht überstanden. Aber die Oberschwester meinte, daß der eigentliche Grund ein Versagen der Nieren gewesen wäre, und davon würde man auch sterben.

Jetzt weiß ich ganz genau, was Frau Scheuenpflug mit dem "Sündigen" gemeint hat: Sie hat auch immer Süßigkeiten gegessen und dann das gekriegt, wovor mich die Ärzte und Mutti dauernd warnen - das gehört also zu diesen "Spätschäden", von denen sie immer reden. Doktor Fischer hat mir vorhin noch mal genau erklärt, daß man die nicht nur an den Füßen bekommt, sondern auch an den Nieren, Augen oder Nerven kriegen kann, wenn man sich nicht genau an die Diät hält.

Das ist alles so schlimm! Ich mußte dauernd heulen, wenn ich an die ganzen Spätschäden und an die arme Frau Scheuenpflug gedacht habe, die nicht mal dreißig geworden ist. Doch dann hab' ich mir alles noch mal genau durch den Kopf gehen lassen:

Sie hat wenigstens Sachen gegessen, die ihr geschmeckt haben, und sich einfach nichts draus gemacht, daß sie zuckerkrank war!

Aber ich muß mir dauernd anhören, daß ich alles mögliche nicht darf, weil ich ja krank bin und mir deshalb etwas passieren könnte ... Ich will ebenfalls all das dürfen, was gesunde Kinder machen! Und wenn sie mir dann später mal ein Bein abnehmen oder wenn meine Nieren nicht mehr arbeiten, dann ist es mir auch egal, weil ich das ja sowieso nicht überstehe. Aber lieber schon mit dreißig sterben, als bis siebzig alles verboten kriegen!

Veränderungen

Jetzt werde ich langsam eine Frau! Mutti hat mir gestern genau erklärt, wieso es kommt, daß ich auf einmal Blut in der Hose habe.

Eigentlich wußte ich es ja auch schon vorher, daß so etwas passieren kann, weil die Mädchen aus meiner Klasse immer gerade dann darüber reden, wenn die Jungens in der Nähe sind. Aber daß man seine Tage auch dann bekommt, wenn man so gut wie noch gar keinen Busen hat, war mir neu, und ich hatte deshalb überhaupt nicht damit gerechnet.

Das mit dem Busen finde ich sehr ärgerlich, denn es scheint etwas damit zu tun zu haben, daß die Jungens den meisten Mädchen hinterherpfeifen. Mir pfeift leider niemand nach, weil ich bei meinen 144 Zentimetern bloß 36 Kilo wiege, aber vielleicht wachse ich ja überall noch ein bißchen! Jedenfalls ist das nicht sehr angenehm, daß man diese blöde Periode gleich alle vier Wochen kriegt, und meinen Zucker scheint sie auch total durcheinanderzubringen. Gestern hatte ich ausgerechnet auch noch ein Tagesprofil bei Dr. Müller, und da lag ich schon früh bei fast 300 mg%. Die Sprechstundenhilfe war ganz schön ärgerlich mit mir, weil mein Sammelurin gleich nach dem Aufkochen eine richtig dunkle Farbe angenommen hat, und das bedeutet nichts Gutes. Aber schließlich kann ich nichts dafür, ich habe wirklich keine Süßigkeiten gegessen! Ich nasche nämlich nie, wenn ich weiß, daß ich bald mit dem Tagesprofil dran bin . . .

In der Schule komme ich eigentlich ganz gut mit, obwohl ich in den letzten Jahren so oft im Krankenhaus war. Deshalb wollte mein Klassenlehrer Mutti überreden, daß sie mich wenigstens ab der 6. Klasse aufs Gymnasium läßt. Bei mir hat sie immer gezetert, das ginge auf gar keinen Fall, weil ich dann jeden Tag so weit mit der Straßenbahn fahren müßte, und da könnte mir doch etwas passieren. Aber Herr Vogelhuber hat sie weichgekriegt: Hurra, ich darf in 14 Tagen die Aufnahmeprüfung machen!

Dieser Mittwoch war so aufregend, daß mein Zukker bestimmt wieder ganz hoch angestiegen ist. Das konnte ich an meinem trockenen Mund spüren, aber Gott sei Dank braucht man bei so einer schriftlichen Prüfung ja nicht zu reden. Ich habe mein bestes Kleid angezogen und Mutti um ein Paar von ihren Perlonstrümpfen angebettelt. Die hielten zwar nur durch zwei Gummibänder so einigermaßen fest, aber sie waren enorm wichtig: Sonst hätte ich ja schließlich die Sachen nicht gesehen, die ich mir für alle Fälle auf meine Oberschenkel gekritzelt habe. Aber eigentlich wußte ich das meiste auch so und bin nun gespannt wie ein Regenschirm, was dabei herausgekommen ist.

Das darf doch wohl nicht wahr sein! Gestern kam die Nachricht, daß ich die Prüfung bestanden habe und ab September im Sigena-Gymnasium aufgenommen werde, und heute sagt Mutti bereits, daß sie es sich nun doch anders überlegt hätte. Sie würde für uns eine größere Wohnung suchen, damit ich endlich ein eigenes Zimmer habe. Und dann soll ich lieber in eine Schule gehen, die nicht so weit entfernt ist, damit sie sich nicht ständig wegen der Straßenbahnfahrerei Sorgen machen muß. Ich hab' natürlich getobt - da lernt man extra tagelang, um so eine Aufnahmeprüfung überhaupt zu schaffen, und dann war alles umsonst. Das macht sie bestimmt nur, weil sie Angst hat, mich dann nicht mehr kontrollieren zu können! Und jetzt schafft es nicht mal mehr Herr Vogelhuber, sie umzustimmen, es ist wirklich zum Heulen! Sie hat ihm gesagt, sie hätte sich das noch einmal reiflich überlegt und daß sie schon ihre Gründe dafür haben würde, mir so einen langen Fahrweg nicht zu erlauben, er hätte schließlich nicht die Verantwortung für ein so krankes Kind zu tragen.

Und ich geniere mich total, weil die aus meiner Klasse jetzt bestimmt denken, ich hätte die Prüfung überhaupt nicht bestanden . . .

☆

Das alljährliche Ferienlager in Stühlingen war wieder mal so toll, daß ich darüber den Ärger mit Mutti fast völlig vergessen habe. Außerdem war ich natürlich auch total gespannt darauf, wie unsere neue Behausung aussehen würde. Sie hat nämlich ihr Versprechen gehalten und sich inzwischen tatsächlich um eine andere Wohnung gekümmert. Ich bin richtig begeistert, denn wir haben jetzt zwei Zimmer mit einer riesengroßen Küche, es ist sogar ein Bad dabei. Mein Zimmer hat schräge Wände, und Mutti hat extra für meine Schularbeiten einen Schreibtisch gekauft, der neben einer ebenfalls neuen rotkarierten Couch steht. Und an die Wände darf ich so viele Poster von Elvis oder James Dean hängen, wie ich will! Es ist alles so schön, endlich mal ein eigenes Bett und sogar warmes Wasser aus dem Wasserhahn . . . Ich hab' mich natürlich sofort gefragt, wo wir das ganze Geld für die Miete und die neuen Möbel hernehmen, weil Mutti in der letzten Zeit nur noch wenig Aufträge für irgendwelche Kompositionen bekommt und in dieser Gymnastikschule ja auch nur stundenweise Klavier spielt. Aber jetzt scheint sie wieder Glück zu haben, denn seit September ist sie noch zusätzlich 12 Stunden pro Woche als Pianistin in einer Ballettschule beschäftigt, davon werden wir dann die Möbelraten bezahlen. Das Gute daran ist auch, daß sie nun viermal in der Woche nachmittags nicht kontrollieren kann, ob ich da zu Hause bin oder nicht ...

Gestern hat mir das Spritzen mal wieder ganz schön weh getan. Das passiert immer dann, wenn die Nadel schon so oft benutzt worden ist, daß sie einen Widerhaken kriegt. Dann reißt man sich richtig ein kleines Stückchen Fleisch aus dem Oberschenkel. Doch als Mutti gerade beim Nagelfeilen war, ist mir plötzlich eine rettende Idee gekommen: Ich hab' mit ihrer Feile einfach ganz vorsichtig den Widerhaken an der Kanüle weggemacht und sie danach wieder ausgekocht. Seitdem tut es längst nicht mehr so weh, aber gemein finde ich es trotzdem, daß Dr. Müller für jeden Monat nur eine Nadel verschreibt.

Ich glaube, ich habe schon eine neue Freundin gefunden! Sie wohnt genau gegenüber von mir im anderen Haus, ist zwar ein bißchen dick, aber sehr nett und heißt Renate. Sie hat mir zuerst vom Fenster aus ein paarmal zugewunken, dann haben wir uns zufällig beim Bäcker an der Ecke getroffen, den Mutti natürlich sofort ausgekundschaftet hat. Man kann sich mit Renate ganz toll unterhalten, und die haben außerdem einen großen Hof hinter dem Haus, wo es sich prima spielen läßt. Ich war da schon einmal drüben und hatte die Befürchtung, daß Mutti sofort wieder nach mir rufen würde - was mir äußerst peinlich gewesen wäre, aber sie hat es Gott sei Dank nicht getan.

Der Abschied von Ursula ist mir ganz schön schwergefallen, aber ich werde sie bestimmt öfter zu mir einladen, wo ich doch jetzt so ein schönes eigenes Zimmer habe. Von den anderen Kindern aus der Klasse konnte ich mich da viel leichter trennen, weil die mich ja sowieso meistens bloß ausgelacht haben.

Mutti ist gestern zum ersten Mal von Frau Engelhard eingeladen worden, die beiden scheinen sich ebenfalls sehr gut zu verstehen. Und während ich mit Renate im Hof herumgetobt bin, haben sie - natürlich bei einem großen Stück Torte - etwas ganz Spitzenmäßiges besprochen: Renate geht auf die Wilhelm-Löhe-Realschule. Da muß sie dummerweise auch ein ganzes Stück mit der Straßenbahn fahren, aber zu zweit wäre das ja viel weniger gefährlich. Und wenn in ihrer Klasse noch ein Platz für mich frei wäre, dann bräuchten sich wegen der weiten Fahrt beide Mütter keine Sorgen zu machen, weil ja Renate auf mich aufpassen könnte und ich auf sie . . .

Wir finden diese Idee absolut toll und hoffen jetzt bloß noch, daß sie mich dort auch wirklich aufnehmen werden.

Aus Gritli wird Grit

Daß ich in dieser Realschule noch untergekommen bin, ist wirklich das Beste, was mir überhaupt passieren konnte! Leider war nur noch in der Parallelklasse von Renate ein Platz frei, aber der Stundenplan ist fast der gleiche, und so können wir uns ja wenigstens in den Pausen sehen!

Am ersten Schultag war ich ganz schön aufgeregt - fast genauso wie damals vor sechs Jahren mit der großen Schultüte... Am liebsten hätte ich Renate mit in mein Klassenzimmer gezerrt und mich sofort neben sie gesetzt, damit ich wenigstens einen kenne! Das war aber gar nicht nötig, weil die Mädchen fast alle sehr nett sind, und auch Frau Dell, unsere Klassenleiterin, ist wirklich in Ordnung. Allerdings war es mir ziemlich peinlich, daß sie mich gleich am Anfang so in den Mittelpunkt gestellt hat. Da mußte nämlich jeder seinen Namen sagen, damit sie uns auf ihrer Liste abhaken konnte. Als ich dann mit meinem "W" als letzte drankam, hat sie bei mir nicht gleich "danke, setzen" gesagt, sondern "das ist also unsere kleine Diabetikerin"!

Ich bin natürlich sofort knallrot angelaufen und habe insgeheim auf Mutti geflucht, weil die das schon wieder gleich bei der Anmeldung erzählt hat. Aber Frau Dell war richtig freundlich und hat dann der ganzen Klasse genau erklärt, was Diabetes eigentlich ist. Danach sollten mich die anderen Kinder ausfragen, was sie sonst noch darüber wissen möchten, und die haben mir fast ein Loch in den Bauch gefragt. Ich mußte haargenau erzählen, wie das mit dem Spritzen geht, ob diese Krankheit ansteckend wäre, wie man den Unterzucker bemerkt oder was ich mir beim Essen alles verkneifen muß.

Zuerst war das wirklich ein sehr komisches Gefühl, plötzlich für so viele Kinder interessant zu sein. Aber dann hab' ich es richtig genossen - weil ich immer mehr den Eindruck hatte, daß die anderen nicht hinter meinem Rücken grinsen, sondern mich endlich mal für voll nehmen. Jedenfalls habe ich seitdem von Frau Dell die Erlaubnis, daß ich mit dem Essen nicht bis zur Pause warten muß, sondern jederzeit etwas futtern darf, wenn mir danach ist. Na, hoffentlich wird da keiner neidisch!

Das Straßenbahnfahren macht einen Riesenspaß, weil die Waggons um diese Zeit fast nur von Schulkindern besetzt sind. Das gibt dann immer so ein Gekreische und Geschiebe, daß der Schaffner schon ein paarmal damit gedroht hat, uns rauszuwerfen ... Vor allen Dingen wenn die Jungens aus dem Scharrer-Gymnasium dazukommen, wird es besonders lustig, da kracht die gute alte Linie 9 dann wirklich fast aus allen Nähten.

Wenn ich doch bloß früher schon so tolle Lehrer gehabt hätte! Für Frau Langenberger, die den Turnunterricht gibt, war es zum Beispiel von Anfang an selbstverständlich, daß ich davon nicht ausgeschlossen werde. Und bei den Bundesjugendspielen im Winter hab' ich mir sogar eine Ehrenurkunde geholt, auf die ich jetzt natürlich ganz besonders stolz bin.

Das war gerade am Anfang schon ein bißchen schwierig, weil ich da beim Trainieren oft Unterzucker gekriegt habe. Aber Frau Langenberger hat mich immer mit Argusaugen beobachtet und mich sofort zum Traubenzuckeressen in die Garderobe geschickt, wenn ich anfing, blaß zu werden. In der letzten Zeit bemerke ich den Unterzucker aber auch meistens selbst, und seit ich an dieser Schule bin, hab' ich komischerweise noch kein einziges Mal um mich geschlagen.

Heute ist mir ein toller Trick eingefallen, um die blöde Mathearbeit nicht mitschreiben zu müssen. Die war gleich in der ersten Stunde, und ich kam direkt von der Blutzuckerabnahme bei Dr. Müller angekeucht. Als wir gerade alle dabei waren, über unseren Heften zu brüten, bin ich ganz zufällig an mein Ohrläppchen gestoßen, und da fing die Einstichstelle wieder an zu bluten. Diese gute Gelegenheit konnte ich mir natürlich nicht entgehen lassen! Deshalb hab ich dann unbemerkt so lange daran herumgequetscht, bis das Blut so richtig schön an meinem Hals heruntergelaufen ist und auch meine Hände ganz voll davon waren. Frau Marquardt ist hoffnungsgemäß mächtig erschrokken, als sie das mitgekriegt hat, und ich hab' sofort so getan, als wenn ich kein Blut sehen könnte und mir deshalb furchtbar schlecht wäre. Daraufhin ließ sie mich schnellstens von meiner Banknachbarin Gertraud ins Krankenzimmer bringen, und die anderen hatten bei der ganzen Aufregung inzwischen gut die Möglichkeit, voneinander abzuschreiben oder zu spikken. Diese Mathearbeit werde ich - wenn überhaupt - erst in ein paar Tagen nachschreiben müssen. Es ist eigentlich schade, daß ich so etwas nicht öfter inszenieren kann, aber dann würde es garantiert auffallen!

Frau Schedel, unsere Englischlehrerin, hat mir zu einem neuen Namen verholfen, den ich nach öfterem

Aussprechen und Hören jetzt unheimlich gut finde. Sie meinte in der letzten Stunde plötzlich, daß der Name "Gritli" für ein Mädchen von fast vierzehn eigentlich nicht mehr so recht passend wäre und daß ihr da "Grit" viel besser gefallen würde. Stimmt haargenau, das klingt irgendwie richtig erwachsen, und ich wundere mich bloß, daß da bisher sonst noch niemand draufgekommen ist. In Wirklichkeit heiße ich ja Ingrid, aber ich kann mich nicht erinnern, jemals so genannt worden zu sein - dieses alberne "Gritli" hat Mutti scheinbar sehr schnell daraus gemacht. Jedenfalls ist mir jetzt ein Stein vom Herzen gefallen, der Name bleibt!

☆

Letzte Woche bin ich konfirmiert worden. Eigentlich hätte ich ja sehr ernst und gesetzt wirken müssen, aber ich wäre um ein Haar aus der Kirche herausgeschmissen worden, weil ich die anderen ständig mit meinem Kichern angesteckt habe. Es sah aber auch zu lustig aus: Die Jungens konnten sich wegen ihrer engen Röhrenhosen kaum vor den Altar knien und mußten deshalb noch stärkere O-Beine machen, als sie eh schon hatten. Wir Mädchen trugen fast alle die gleichen toupierten Hochfrisuren und waren schrecklich herausgeputzt. Ich mußte dabei immer an "frisierte Eier" denken, und allein schon diese Vorstellung hat mich halt zum Lachen gereizt . . .

Nachmittags kam dann die ganze Verwandtschaft zum Kaffeetrinken - teilweise Leute, an die ich mich überhaupt nicht mehr erinnern konnte. Insgesamt waren es zwölf, und einige haben ganz tolle Geschenke mitgebracht - zum Beispiel eine schicke braune College-Mappe für die Schule oder eine goldene Armbanduhr. Mutti hat riesige Kuchenberge geholt (und natürlich auch verschlungen . . .), und es gab ganz viel Schlagsahne, aber ich konnte natürlich mal wieder in den Mond schauen. Von der Sahne hab' ich höchstens einen Teelöffel voll abgekriegt, und von den Fruchtwaffeln aus dem Reformhaus, die für mich großzügigerweise besorgt wurden, saß ich hinterher die meiste Zeit auf dem Klo. Nicht einmal an meinem "Ehrentag" hat Mutti eine Ausnahme gemacht. Aber am schlimmsten war für mich eigentlich das ständige Mitleid von den anderen - das ist ja fast, als wenn man aussätzig wäre!

Schließlich esse ich sonst auch Kuchen, das fällt bloß nicht weiter auf, weil ich es ja heimlich mache. Den Durst bezwinge ich dann, so gut es geht, und wenn Mutti zu Hause ist, muß ich halt öfter mal mit einer vollen Blase herumlaufen, damit sie keinen Verdacht schöpft.

Was mir das Leben in der letzten Zeit enorm erleichtert, ist Muttis neuer Job in dieser Ballettschule. Auf diese Weise hab' ich nun die Möglichkeit, dreimal pro Woche völlig ungestört am Hauptbahnhof herumtrödeln zu können, wo sich die Schüler aus der ganzen Stadt treffen und in kleinen Grüppchen miteinander quatschen. Vier Mädchen aus meiner Klasse haben auch schon einen Freund, mit dem sie da händchenhaltend herumstehen.

Aber das Beste am Hauptbahnhof sind eigentlich die Gammler mit ihren langen Haaren, den ausgefransten Bluejeans und ihren olivgrünen Army-Parkas.

Ein paar von denen kennen wir inzwischen schon, sie erzählen oft die tollsten Geschichten von ihren Tramptouren quer durch Europa, und wir verpflegen sie dafür mit heimlich zurechtgemachten Wurstbroten von zu Hause. Ich lege auch zwischendurch mal meinen Pausenapfel dazu. Hab' nämlich herausgefunden, daß mein Zucker nach dem Genuß von - na, sagen wir: einem schönen Stück - Streuselkuchen nicht so hoch anzusteigen scheint, wenn ich dafür etwas anderes weglasse.

Den einen (er heißt Robby) kann ich besonders gut leiden, weil er immer eine Gitarre mit sich herumschleppt, auf der er die meisten Lieder von dieser neuen Gruppe, die sich "Beatles" nennt, nachspielen kann. Am liebsten möchte ich auch so gut Musik machen können und mit einem Schlafsack unter dem Arm in der Welt umherreisen!

☆

Es ist etwas wahnsinnig Aufregendes passiert: Ich habe meinen ersten Kuß bekommen! Das war am Samstag auf der Geburtstagsparty von meiner Schulfreundin Sonja. Als ihr Bruder (der ist schon fast siebzehn und sieht ganz süß aus) mich gefragt hat, ob ich ihm nicht helfen könnte, einen Kasten Limo aus dem Keller zu holen, konnte ich es zuerst gar nicht glauben, daß er wirklich mich meint. Aber im Keller hat er dann sofort angefangen, seinen Mund auf meinen zu pressen und mich dabei am Rücken zu streicheln - ganz genau so, wie man es immer in diesen Liebesromanen liest! Das war vielleicht ein Gefühl, ich hab' fast genauso stark gezittert wie beim Unterzukker. (Aber weil ich mal wieder bei der Coca-Cola nicht nein sagen konnte, war wohl eher das Gegenteil der Fall ...) Dann wollte Joe auch noch meinen Busen streicheln, aber da bin ich schnell wieder nach oben gerannt. Er hätte bestimmt gleich gemerkt, daß ich meinen BH ganz dick mit Watte ausgestopft habe, und das wäre doch sehr peinlich gewesen. Warum ist mein Busen aber auch bloß so mickrig? Dieser Trick mit der Watte scheint ja ganz gut zu wirken, aber man darf sich absolut nicht dabei erwischen lassen ...

Jedenfalls war ich ganz schön durcheinander, als Mutti mich Punkt 22 Uhr abgeholt hat. Aber jetzt brauche ich mir wenigstens nicht mehr dauernd etwas auszudenken, wenn die anderen Mädchen mit ihren Erlebnissen loslegen!

Mit Sonja unternehme ich in der letzten Zeit ziemlich viel, zumindest was das Tanzen betrifft. Wir gehen fast an jedem Wochenende ins "Scotch-Casino", weil das bereits nachmittags aufmacht. Leider muß ich ja immer Punkt 21 Uhr wieder zu Hause sein, aber auf diese Weise wird wenigstens das Taschengeld nicht so strapaziert, weil man sich die Zeit über ganz gut an einer einzigen Cola festhalten kann.

Am Anfang bin ich allerdings ziemlich herumgesessen und hab' mir vor lauter Enttäuschung einen Glimmstengel nach dem anderen angezündet. Dabei schmeckt mir das Zeug eigentlich gar nicht, und ich fange sofort an zu husten, sobald ich einen richtigen Lungenzug probiere. Aber trotzdem, irgendwie sieht man damit schon gleich viel erwachsener aus!

Jedenfalls hat es mich immer schwer geärgert, daß diese blöden Knilche trotz meiner bestens plazierten Watte-Einlagen dauernd nur Sonja aufgefordert haben, bloß weil die schon fast wie achtzehn aussieht. Dabei kann ich den Twist oder Slop mindestens genausogut tanzen wie sie! Hab' das nämlich ganz oft mit Renate geübt, aber die traut sich ja überhaupt nicht in eine Disco, weil sie meint, daß sie dafür zu dick wäre und deshalb auch nicht aufgefordert würde. Doch egal, ob zu dick oder zu mager - es ist die gleiche Situation: Man bleibt eben sitzen, wenn man nicht so toll aussieht wie die anderen Mädchen, und grummelt vor sich hin.

Aber seitdem mir Sonja gezeigt hat, wie man sich mit dem Eye-Liner schöne schwarze Balken um die Augen malt und ich mir meine blonden Haare lang wachsen lasse, gibt es mit dem Aufgefordertwerden kaum noch Probleme. (Vielleicht sitze ich jetzt auch nicht mehr so grimmig in meiner Ecke!) Dafür hab' ich neulich vor lauter Tanzen völlig vergessen, mir auf dem Klo meine 18-Uhr-Spritze reinzudonnern und zu meiner Cola auch noch das abendliche Wurstbrot verspeist. Gott sei Dank ist es mir dann wenigstens zu Hause eingefallen, aber dem Durst nach zu schließen war mein Zucker bestimmt schon haushoch. Häufiger passiert es jedoch, daß ich mich zwar spritze, aber bei diesen heißen Hits das mitgebrachte Brot völlig vergesse. Die Cola scheint das jedoch irgendwie auszugleichen, weil ich bisher in der Disco noch kaum Unterzukker gekriegt habe. Ist aber auch wirklich peinlich, wenn man den Mund gerade voller Wurststulle hat und bei einem Blues plötzlich von einem Jungen mit der tollsten Beatles-Mähne aufgefordert wird! Das ist mir erst neulich passiert - da hab' ich mich gar nicht getraut weiterzukauen, weil er bei der engen Tanzerei doch sofort diese blöde Leberwurst gerochen hätte . . . Da ist es schon besser, unauffällig an seiner Cola zu nuckeln!

Mein erster Freund steht nicht auf Diabetes

Seit ein paar Monaten gehe ich jetzt ganz fest mit Jürgen. Wir haben uns kennengelernt, als ich mit Hellena auf dem Rummelplatz war und er mich dort zum Autoscooterfahren eingeladen hat. Seitdem sind wir sehr oft zusammen, aber es gibt trotzdem Probleme, die ich momentan allerdings verdränge.

Zuerst hab' ich ihm von meiner Krankheit gar nichts erzählt, weil er sich gleich am ersten Tag scheinbar köstlich über einen Spastiker amüsiert hat, der vor einem Karussell stand. Ich hatte einfach Angst, daß er auch mich auslachen würde! Aber schon beim dritten Rendezvous kam auf einem langen Spaziergang die Entscheidung: entweder die Abendspritze sausenlassen oder sich auf eine Parkbank setzen und den rechten Ärmel hochkrempeln... Ich hab 'mich für letzteres entschieden, und Jürgen war nach dem darauffolgenden Gespräch ganz schön irritiert - ich glaube, der wird heute noch nicht damit fertig, daß ich nicht so gesund bin wie andere Mädchen.

Mutti war natürlich sofort ganz scharf darauf, ihn einzuladen, weil sie am liebsten alle Leute genau kennen möchte, mit denen ich etwas unternehme. Doch sie findet ihn schon deshalb toll, weil er immerhin Abiturient ist, und nur so einer kommt für mich in Frage. Außerdem ist er ihrer Meinung nach sehr zuverlässig, was den großen Vorteil hat, daß ich mit ihm überall hin darf.

Jürgens Eltern wollten mich nach ein paar Wochen ebenfalls kennenlernen. Ich war schon riesig gespannt darauf, wie sie wohl sein würden, doch dann kam der dicke Hammer: Er hat mich gebeten, ihnen vorerst nicht zu erzählen, daß ich Diabetikerin bin - weil er nicht einschätzen könnte, wie sie darauf reagieren würden. Und ich Idiotin ha'b mich darauf eingelassen und eifrig den Kuchen gefuttert, den seine Mutter extra für mich gebacken hat! Nicht, daß ich etwas gegen diesen Kuchen gehabt hätte (natürlich ganz im Gegenteil . . .). Aber an diesem Nachmittag bin ich mir so richtig minderwertig vorgekommen, weil ich ja etwas verstecken sollte, was ich mir nun mal nicht einfach wegwünschen kann, obwohl ich das am liebsten tun würde. Die beiden waren eigentlich sehr nett, sie haben mich allerdings ziemlich viel über meine Familienverhältnisse ausgefragt.

Von Mutti konnte ich ja etwas Gutes berichten (so eine Komponistin scheint ein interessantes Gesprächsthema zu sein . . .). Als dann die Sprache jedoch auf meinen Vater kam, hab' ich mir blitzschnell ausgedacht, daß der leider schon vor einigen Jahren bei einem Verkehrsunfall ums Leben gekommen wäre. Hinterher war ich dann über mich selbst wütend - wozu denn bloß diese blöde Lügerei? Aber ich dachte mir, wenn die sich eventuell schon über meinen Diabetes aufregen könnten, dann würden sie es erst recht nicht akzeptieren, daß ich eines von diesen "unehelichen Kindern" bin, über die manche Leute sowieso ganz schön herziehen.

Inzwischen wissen Jürgens Eltern zumindest das mit der Zuckerkrankheit. Ich hatte einfach keine Lust mehr, es ihnen noch länger zu verheimlichen! Gott sei Dank haben sie es nicht so negativ aufgenommen, wie Jürgen es vorher vermutet hatte, aber dafür macht mich jetzt dieses Mitleid - vor allen Dingen von seiner Mutter - völlig fertig. Sie denkt seitdem ständig, mir etwas Gutes tun zu müssen und bombardiert mich mit selbstgenähten Kleidern, die mir überhaupt nicht stehen, oder mit Diabetikersüßigkeiten aus dem Reformhaus, die absolut scheußlich schmecken. Und das dann auch noch mit diesem "Du-armes-Kind-Blick"! Wie bringe ich denen bloß bei (ohne daß sie hinterher sauer auf mich sind), daß ich die Sachen gar nicht haben will?

☆

Seitdem neulich diese blöde Sache auf Charlys Party passiert ist, verhält sich Jürgen mir gegenüber ganz seltsam - gerade so, als ob er sich gar nicht mehr richtig für mich interessieren würde.

Das war eine von diesen Feten, wo kräftig abgehottet, aber auch viel geknutscht wird. Einer von den Jungens hatte von seinem Vater eine Flasche Weinbrand abgestaubt, und weil ich ja nicht hinter den anderen zurückstehen wollte, hab' ich ebenfalls etliches davon getrunken. Danach war ich dann allerdings nicht sehr erbaut, von Jürgen sofort in eine schummrige Ecke gezogen zu werden, weil ich mich ziemlich zitterig und schlecht gefühlt habe und mir deshalb absolut nicht nach Zärtlichkeiten zumute war. Aber ich weiß ja, daß er auf so etwas immer scharf ist, und wollte es mit ihm auch nicht verderben.

Doch dann kam plötzlich wieder einer von diesen ekelhaften Schweißausbrüchen . . . Ich dachte bloß noch, daß ich jetzt eigentlich aufstehen müßte, um Traubenzucker zu holen, aber da war es bereits zu spät. Aufgewacht bin ich dann erst wieder im Krankenhaus, und die Party war natürlich gelaufen!

Am nächsten Tag bekam Jürgen von Mutti in einem langen Vortrag zu hören, daß ihr Vertrauen zu ihm (von wegen "zuverlässig" und so) total erschüttert wäre, weil er nicht genügend auf mich aufgepaßt hätte. Und die anderen waren wiederum stocksauer auf mich, weil ich ihnen auf diese Weise den Abend total vermiest habe.

Natürlich tut mir das auch alles sehr leid, aber ich werde trotzdem das Gefühl nicht los, daß sie es viel besser akzeptiert hätten, wenn ich zum Beispiel mit einer Alkoholvergiftung im Krankenhaus gelandet wäre. So etwas zeugt doch von Mut, da kann man noch Jahre davon zehren... Aber als Diabetikerin plötzlich einen Schock zu kriegen, das paßt einfach nicht auf eine Party!

Aber daß Jürgen jetzt so anders zu mir ist, macht mir am meisten zu schaffen, er will auch kaum noch mit mir knutschen. Manchmal denke ich direkt, er will mich irgendwie strafen. Ist schon komisch: Vorher hat er immer gedrängelt, ich soll mich doch nicht so anstellen, die anderen Mädchen würden viel mehr zulassen als ich. Und ich hatte Angst davor! Doch jetzt, wo er sich so cool verhält, würde ich ihm am liebsten hinterherlaufen und sogar das machen, was die anderen Mädchen angeblich tun. Verflixt, warum ist das Leben bloß manchmal so schwierig!

Chris - oder wie sehr Krankheit verbinden kann

Manchmal kann ich es gar nicht fassen, daß sich mein Leben im letzten halben Jahr so verändert hat. Aber schön ist es geworden, ich bin wahnsinnig glücklich, und schuld daran ist CHRIS!

Damals war ich total am Boden zerstört, weil mir Jürgen eines Abends ganz kaltschnäuzig erklärt hat, daß er jetzt eine andere gefunden hätte, die gesund wäre und nicht so prüde wie ich. Drei Tage später wurde ich dann im Koma mit über 800 mg% Blutzukker ins Krankenhaus eingeliefert . . . Der erste Besucher, der mich nach Mutti getröstet hat, war Christian. Ihn kenne ich von unserer Kirchen-Jugendgruppe her und fand ihn eigentlich schon von Anfang an riesig nett. Hatte auch das Gefühl, daß er mich mag, aber da war ja Jürgen . . .

Die Besuche von Chris wurden immer häufiger, und ich hab' mich von Tag zu Tag mehr darauf gefreut, weil man mit ihm einfach über alles reden kann. Kurz nach meiner Entlassung organisierte Pfarrer Scholz eine ganz tolle Nachtwanderung mit anschließendem Würstchengrillen. Am Lagerfeuer hat mich Chris dann so liebevoll umarmt, daß ich plötzlich ganz genau wußte, bei ihm bleiben zu wollen. Er strahlt so viel Sicherheit aus und gibt mir ein Gefühl von Geborgenheit, was ich bei Jürgen nie gekannt habe. Manchmal bete ich sogar zu Gott, daß es nie enden wird!

Was uns beide so tief verbindet, ist sicherlich auch die Krankheit. Er versteht mich deshalb so gut, weil er ebenfalls sehr krank ist - Chris hat in der linken

Herzkammer ein Loch. Das scheint eine ziemlich gefährliche Sache zu sein, denn er muß mindestens viermal im Jahr zur Kontrolle ins Krankenhaus, um dort schmerzhafte Untersuchungen über sich ergehen zu lassen. Eigentlich sollte er ja große Anstrengungen vermeiden, aber er denkt da ganz genauso wie ich: Gerade Krankheit setzt oft ungeahnte Energien frei, und das Leben ist viel zu schön und zu kurz, um es durch alle möglichen Einschränkungen ständig zu beeinträchtigen.

Deshalb hat er sich neben seinem uralten VW zum Beispiel auch noch ein Motorrad angeschafft, mit dem wir im Sommer bis zum Polarkreis gekurvt sind. Und es ist uns beiden bestens bekommen, ich habe mich in diesen neun Jahren Diabetes noch nie so wohl gefühlt!

Chris hat wirklich tolle Ideen. Wir fahren oft mit seinem Freund Emil, der in einem umgebauten Eisenbahnwaggon wohnt und ebenfalls eine Maschine hat, übers Wochenende ins Schwarzachtal zum Wandern. Dann schlafen wir abends irgendwo im Freien am Lagerfeuer - es ist wunderschön, unter einem Sternenhimmel mit der Gewißheit einzuschlafen, daß man so liebgehabt wird . . .

Mutti hatte zuerst natürlich wie immer wahnsinnige Angst, daß mir auf diesen Touren etwas passieren könnte, anfänglich habe ich ihr sowieso verschwiegen, daß wir mit dem Motorrad unterwegs sind. Aber Gott sei Dank mag sie den Christian sehr gerne (sogar ohne Abitur!), und daß er mit seinen zwanzig Jahren immerhin drei Jahre älter ist als ich, scheint sie ebenfalls als Pluspunkt zu werten. Außerdem kriegt sie ja jeden Tag aufs neue mit, wie glücklich ich bin! Das ist, glaube ich, auch der Hauptgrund, weshalb sie jetzt ihre Ängste zurückstellt, denn eigentlich will sie es ja, daß es mir gutgeht. Vielleicht hat sie inzwischen auch eingesehen, daß ihre dauernden Verbote bei mir nur das Gegenteil bewirken und mir daher eher schaden ...

☆

Manchmal bedauere ich es direkt, nun nicht mehr die Schulbank zu drücken, sondern statt dessen ziemlich anstrengende Arbeitstage in Dr. Schuberts Praxis zu verbringen. Doch ich hatte wirklich Glück, daß der Hausarzt von Chris gerade einen Arzthelferinnen-Lehrling gesucht hat, denn irgend etwas Medizinisches wollte ich ja schon immer machen. Ich lerne bei ihm auch im Laborbereich eine ganze Menge, aber seine Frau kann mich anscheinend nicht leiden. Sie hat mir schon zweimal gesagt, daß sie persönlich niemals eine Diabetikerin eingestellt hätte und daß ich froh sein kann, daß ihr Mann so gutmütig ist. Neulich hat sie mir sogar einige Socken zum Stopfen gegeben, als gerade mal nichts in der Praxis los war. Am liebsten hätte ich sie ihr an den Kopf geschmissen - schließlich habe ich bisher noch keinen Tag gefehlt, und Sockenstopfen gehört nun bestimmt nicht zu meinen Aufgaben! Doch wenn ich es nicht mache, hetzt sie bei ihrem Mann vielleicht über mich. Und wenn er sich nicht genügend durchsetzen kann, schafft sie es unter Umständen doch, daß er mich dann rausschmeißt. Also beiße ich die Zähne zusammen und werde nichts tun, was sie verärgern könnte.

Das gestrige Wochenende war mal wieder unheimlich schön. Weil das Auto jetzt seinen Geist völlig aufgegeben hat und es fürs Motorradfahren schon zu kühl ist, haben wir uns gleich nach dem Frühstück zum Autobahn-Zubringer Richtung München aufgemacht. Das mit dem Trampen klappt erstaunlich gut - wir wollen deshalb im nächsten Sommer auf diese Weise nach Griechenland fahren, ist ja viel billiger.

In München sind wir dann den ganzen Tag durch Schwabing gestiefelt. Ich konnte mich an all diesen bunt und phantasievoll gekleideten Leuten gar nicht sattsehen, die dort ihren selbstgemachten Perlen- oder Lederschmuck verkauft haben, und auch von den zahlreichen Pflastermalern war ich tief beeindruckt. Die schauen alle so glücklich und gelöst aus, aber das ist ja auch kein Wunder. Die haben wahrscheinlich niemanden, der ihnen dauernd irgendwelche Vorschriften macht!

Die Nacht konnten wir dann bei einem Freund von Chris verbringen. Dort ist mir blöderweise wieder so etwas Ähnliches wie mit Jürgen passiert, nur daß ich diesmal ja Gott sei Dank nichts getrunken hatte. Das ist aber auch wirklich eine absolut peinliche Situation, wenn man gerade während der innigsten Umarmung plötzlich diesen verdammten Unterzucker spürt und dann aufspringen muß, um den Traubenzucker zu holen. Bis der sich endlich im Mund aufgelöst hat und man wieder zu Kräften kommt, scheint eine schier endlose Zeit zu vergehen . . . Ich hatte natürlich die Befürchtung, daß das Zärtlichkeitsbedürfnis von Chris nach diesem unliebsamen Zwischenfall ernsthaft getrübt sein würde. Doch er meinte bloß grinsend, ich könnte dabei vor einer Herzattacke seinerseits ja auch nie ganz sicher sein, und jetzt sollten wir nicht mehr darüber reden, sondern lieber genießen. Das haben wir dann auch wahrlich getan, doch in Zukunft werde ich mir immer ein Stückchen Traubenzucker unters Kopfkissen legen - aus Erfahrung wird man schließlich klug!

Anfang Dezember mußte Chris mal wieder für zwei Wochen in die Uni-Klinik nach Erlangen, und dort hat er etwas total Aufregendes erfahren: Die Ärzte meinten nämlich, daß es jetzt eine ganz neue Operationsmethode gäbe, durch die er eine große Chance hätte, danach wieder völlig gesund zu werden. Das ist nun bei uns natürlich das Gesprächsthema Nummer eins. Seitdem er sich nach langem Für und Wider nun doch für diese Operation entschieden hat, können wir stundenlang Pläne schmieden. Wir malen uns dann aus, wie schön es erst sein wird, wenn sein Herz wieder völlig normal funktioniert und er nicht mehr so oft ins Krankenhaus muß. So im geheimen denke ich mir allerdings manchmal, daß es aber auch wahnsinnig schön wäre, wenn meine blöde Bauchspeicheldrüse wieder normal funktionieren würde und ich ebenfalls nicht mehr so oft mit der Klinik zu tun hätte - doch damit will ich ihn jetzt nicht belasten. Das Wichtigste ist jetzt erst mal seine Operation, die bereits am 15. Januar stattfinden soll. Anfang März, genau an seinem 21. Geburtstag, wollen wir uns dann verloben und später mindestens zwei natürlich ganz "süße" (aber bloß nicht zuckerkranke!), intelligente und auch ansonsten wohlgeratene Kinder in die Welt setzen . . .

☆

Sagt mir, daß das alles nicht wahr ist, sagt mir doch, daß ich nur einen bösen Alptraum hatte! Gleich wird die Tür aufgehen, Chris wird mit einem schönen Blumenstrauß in der Hand hereinkommen und etwas verlegen lächelnd sagen: "Du machst ja vielleicht Sachen - diesmal hast du mich sogar in den Finger gebissen, als ich versucht habe, dir Traubenzucker in den Mund zu stopfen." Und dann wird er mich ganz zärtlich in den Arm nehmen und mir die Tränen wegküssen, nachdem ich ihm von meinem furchtbaren Traum erzählt habe. Doch es ist nur eine Schwester, die mir eine neue Beruhigungsspritze verabreicht und aufpaßt, daß der Infusionsschlauch nicht verrutscht.

Jetzt, wo sich diese wohltuenden Nebel langsam aufzulösen scheinen, die mich stundenlang in Dämme-rung gehüllt haben, wird mir diese schreckliche Gewißheit wieder voll bewußt: Chris wird nie mehr zur Tür hereinkommen und mich auch nie mehr in die Arme nehmen, denn er hat die Operation nicht überstanden. Er ist tot.

Ich wollte ihn heute nachmittag wenigstens nur kurz sehen, mich vergewissern, daß alles in Ordnung ist. Und als sie mir dann ganz vorsichtig beigebracht haben, was passiert ist, fingen die Wände plötzlich an, sich in rasender Geschwindigkeit zu drehen. Jetzt liege ich also mit einem Nervenzusammenbruch auf der gleichen Station und wünschte, ebenfalls tot zu sein. Ich habe keine Tränen mehr.

Flucht nach Marseille

Es war einfach nicht mehr auszuhalten in dieser Stadt, in der mich alles so sehr an Chris erinnerte - ich mußte weg! Jetzt, wo ich wieder zu Hause bin, ist die unsagbare Trauer und diese stumpfe Gleichgültigkeit etwas von mir gewichen. Ich habe einfach mehr Abstand davon bekommen und durch so eine gewagte Tour auch viel mehr Selbstbewußtsein. Es ist mir immerhin gelungen, mich in einem fremden Land ganz alleine durchzuschlagen! Am Anfang wäre es mir noch völlig egal gewesen, ob mir etwas passiert oder nicht, ich habe es sogar irgendwie als "Herausforderung des Schicksals" gesehen. Aber jetzt im nachhinein, wo alles so gut geklappt hat, bin ich doch ganz froh darüber und auch ein bißchen stolz auf mich.

Damals nach meinem Zusammenbruch in der Klinik hat ein sehr verständnisvoller Arzt zu Mutti gesagt, daß man meinen Zucker erst dann wieder richtig in den Griff kriegen könnte, wenn meine "seelischen Schmerzen" nachlassen würden, und daß es deshalb eher ratsam wäre, mich trotz der erhöhten Werte so bald wie möglich zu entlassen.

Doch zu Hause ging es mir dann auch nicht besser. Im Gegenteil, Mutti wurde in ihren Bemühungen, mich keine Minute aus den Augen zu lassen und mich ständig trösten zu müssen, immer unerträglicher. An Arbeiten war bei meiner momentanen Verfassung sowieso nicht zu denken, und selbst bei meinen besten Freunden habe ich mich nicht mehr wohl gefühlt - der Schatten von Chris war überall gegenwärtig!

Die Idee, einfach abzuhauen, kam eigentlich ziemlich spontan nach einem heftigen Krach, den ich mit

Mutti immer kriege, wenn ich morgens mal ein bißchen länger schlafen will und deshalb nicht pünktlich um 7 Uhr spritze. Als sie dann in der Gymnastikschule war, habe ich einfach meinen Schlafsack und ein paar warme Klamotten in den Rucksack gestopft, Spritzbesteck und Insulin ins Waschzeug gepackt und mir noch ein bißchen Verpflegung sowie meine mühsam gesparten 100 DM eingesteckt. Damit sie mir nicht spätestens an der Grenze die Polizei auf den Hals hetzt, hab' ich ihr noch auf einen Zettel geschrieben, daß sie um mich keine Angst haben müßte. Ich würde nur für ein paar Tage eine Freundin auf dem Land besuchen, um auf andere Gedanken zu kommen, und mich demnächst bei ihr melden.

Dann stand ich zum ersten Mal völlig allein an einer Autobahnausfahrt! Ich hatte mir vorgenommen, etappenweise nach Marseille zu trampen, weil das angeblich eine ganz tolle Stadt sein sollte, in der sich auch viele Hippies aufhalten. Bis Stuttgart lief alles völlig problemlos, aber als dann zwei ziemlich unsympathisch aussehende Männer anhielten, die mich während der Fahrt plötzlich fragten, ob ich für 50 DM mit ihnen in den Wald kommen würde, war ich total geschockt und beim Autostoppen längst nicht mehr so unvoreingenommen wie zuvor. Sicher, sie haben mich wenigstens noch "höflich" gefragt und mich dann auf meine entrüstete Ablehnung hin sehr ärgerlich einfach am Straßenrand abgesetzt. Aber es hätte ja auch passieren können, daß ich aus dem Auto nicht mehr freiwillig herauskomme und diesen miesen Typen völlig ausgeliefert wäre . . . Habe von da an zumindest beschlossen, nie mehr zu zwei Männern ins Auto zu steigen, doch solch eine Situation gab es auch gar nicht mehr. Die meisten Leute waren sehr nett, und ich bin am ersten Tag immerhin bis Freiburg gekommen. In der Jugendherberge habe ich sofort einen langen Brief an Mutti geschrieben. Daß ich per Autostopp unterwegs bin, mußte ich ihr natürlich verschweigen, sonst hätte sie garantiert einen Herzschlag gekriegt. Hab' ihr statt dessen etwas "von Freunden, mit denen ich im Auto durch Frankreich fahre", erzählt und daß ich mich nicht getraut hätte, ihr vorher etwas davon zu sagen, weil sie es mir ja doch nicht erlaubt hätte ... Zum Schluß habe ich ihr dann noch versprochen, ihr jede Woche zwei Karten zu schreiben, damit sie immer weiß, wo ich mich gerade aufhalte.

An der französischen Grenze gab es am nächsten Morgen wegen meines Alters Gott sei Dank keine Schwierigkeiten. Das ist wahrscheinlich auf das solide Aussehen eines älteren deutschen Ehepaares zurückzuführen, die mich bis Besancon mitgenommen haben.

Dort ist dann allerdings mein Zucker plötzlich so rapide abgerutscht, daß ich gerade noch in eine Boulangerie wanken konnte, um mir ein Stück Käsekuchen zu kaufen. Bezahlen konnte ich ihn jedoch nicht, weil ich vorher blöderweise überhaupt nicht daran gedacht hatte, mein deutsches Geld umzutauschen. Doch bevor die Verkäuferin ihren (sicherlich nicht sehr höflichen) Wortschwall noch mehr ausweiten konnte, kam mir ein junges Mädchen zu Hilfe. Sie hat den Kuchen ohne zu zögern bezahlt, war aber wohl ein bißchen befremdet, daß ich ihn so in mich hineingeschlungen habe . . . Wir kamen dann noch ins Gespräch, und weil es zum Weitertrampen eigentlich schon etwas spät war, konnte ich bei ihr im Studentenwohnheim übernachten. Am nächsten Morgen hatte ich das große Glück, einen Lift direkt bis Marseille zu bekommen und wurde auf der ganzen Strecke auch noch bestens verpflegt - natürlich nicht gerade diabetesgerecht... So eine riesengroße Stadt direkt am Meer hat schon etwas Faszinierendes mit ihrem Stimmen- und Menschengewirr, aber ich kam mir trotzdem (oder gerade deshalb?) ziemlich verloren vor. Schlenderte zuerst ziellos durch die engen Gassen, um mich von all dem bunten Treiben mitreißen zu lassen, doch bei Einbruch der Dunkelheit sind mir plötzlich wieder diese ganzen Schauergeschichten von Mädchenhändlern und Straßenräubern eingefallen, und ich habe meinen Schlafsack aus diesem Grund sehr schnell und gut versteckt im dichten Gebüsch eines Parks ausgebreitet. Es war allerdings kein sehr angenehmes Gefühl, nachts mindestens sechsmal zum Pinkeln wieder aufstehen zu müssen - wie ich diesen verdammten Zucker manchmal hasse!!!

Früh beim Zähneputzen am Brunnen nahe der Markthallen habe ich dann Bernd getroffen. Er gab ein freundlich grinsendes “na, biste auch von zu Hause ausgerissen?” von sich, und später haben wir auf einer Bank unser kärgliches Frühstücksmahl miteinander geteilt. Beim Anblick meiner Spritze war er zuerst richtig erschrocken und meinte, das sollte ich nicht so öffentlich machen, denn in einer Stadt wie Marseille würde es vor Polizisten in Zivil nur so wimmeln. Außerdem wollte er damit nicht das geringste zu tun haben. Mir war erst hinterher klar, daß er wohl dachte, ich wäre drogenabhängig . . . Eigentlich schade, aber auch ärgerlich zugleich: Nur weil die Leute kaum etwas über Diabetes wissen, wird man in Verbindung mit einer Spritze sofort zur Rauschgiftsüchtigen abgestempelt!

Doch Bernd hatte auch allen Grund, sich möglichst nicht in die Fänge der Polizei zu begeben, denn er konnte sich als Bundeswehr-Deserteur nicht mehr in Deutschland blicken lassen und wollte natürlich keinesfalls wieder nach dorthin abgeschoben werden.

Ich konnte ihm wirklich vertrauen, wir haben von diesem Morgen an immerhin fast vier Wochen zusammen verbracht. Er hat es auch gut verstanden, daß ich nach dem Tod von Chris einfach nicht in der Lage bin, zu einem anderen Jungen zärtlich zu sein. Nur einmal, am letzten Abend in Marseille, als wir uns in unseren Schlafsäcken im Park unterhalb der Zitadelle zusammengerollt hatten, bin ich ganz nah an ihn herangerutscht, um einfach nur seine Wärme zu spüren. Das gab mir einen Moment lang das Gefühl, nicht allein zu sein . . .

Am nächsten Morgen sind wir dann weitergezogen, immer an der Cote d'Azur entlang - dort, wo nur die Reichen Urlaub machen. Es war nicht leicht, jeden Tag nur von Weißbrot, Camembert und billigem Rotwein zu leben, wenn besonders abends aus allen Restaurants der Duft von Gebratenem in die Nase zieht. Doch manchmal hatten wir auch Glück und wurden von einem mitleidigen Autofahrer zum Essen eingeladen.

So richtig "normal" habe ich mich während der ganzen Zeit eigentlich nie gefühlt, bin ständig entweder mit zu hohem oder zu niedrigem Zucker herumgelaufen. Das wäre mir auch relativ egal gewesen, aber ich wollte dem Bernd ja keine Scherereien machen, indem ich irgendwo umkippe. Deshalb gab es gegen den

Unterzucker eben jede Menge Süßigkeiten, und manchmal habe ich auch einfach die Abendspritze weggelassen. (Das hat mir allerdings auch nicht gutgetan, und er war wieder genervt, daß ich nachts so oft aufs Klo mußte . . .).

Nach vier Wochen hatten wir beide kaum noch Geld, doch Bernd konnte im Tessin auf einem Bauernhof bleiben und dort gegen Unterkunft und Verpflegung ein bißchen mithelfen.

Das war dann unser Abschied! Er ist mir nicht gerade leichtgefallen, und ich wäre am liebsten ebenfalls noch im Tessin geblieben. Doch das schlechte Gewissen gegenüber Mutti war nicht mehr zu überspielen, und ich bin deshalb auf schnellstem Weg ohne einen Pfennig in der Tasche nach Nürnberg zurückgetrampt.

Meine alte Dame war völlig aufgelöst und fassungslos, sie ist an diesem Abend vor lauter Freude nicht einmal dazu gekommen, mir Vorwürfe zu machen. Erst am nächsten Morgen hat sie immer wieder erzählt, wie sehr diese ständige Sorge um mich ihrem Herzen geschadet hätte. Außerdem, wieso ich überhaupt einfach losgefahren bin (kann sie das denn wirklich nicht nachvollziehen?), "der helle Wahnsinn mit nur 100 DM" (ich hab' mich immerhin ganz gut durchgeschlagen!), und: "Du hättest einen Abszeß bekommen können, konntest ja kein einziges Mal dein Spritzbesteck auskochen" (habe aber nicht mal eine rote Stelle am Bein, es scheint also notfalls auch "ohne" zu gehen . . .).

Doch trotz all meiner Bemühungen, ihr Situationen begreiflich zu machen, wird sie wohl nie verstehen, was in mir vorgeht!

Bin ich noch zu retten?

Wahrscheinlich werden mich mittlerweile fast alle Freunde entweder für total übergeschnappt halten oder zumindest daran zweifeln, daß ich Chris wirklich geliebt habe. Das traut sich zwar niemand mir direkt ins Gesicht zu sagen, doch man merkt es an verschiedenen Reaktionen ganz deutlich.

Es ist aber auch etwas passiert, was ich selbst noch nicht ganz begreife - wie sollten es dann die anderen können: Ich habe nur zehn Wochen, nachdem Chris gestorben ist, völlig überstürzt einen anderen geheiratet!

Nach meiner Rückkehr aus Südfrankreich hatte ich zwar zuerst bedeutend mehr Selbstbewußtsein als vorher, doch schon nach kurzer Zeit war alles wieder unverändert. Mein Gefühl der Einsamkeit, der Trostlosigkeit und vor allen Dingen der Ausweglosigkeit einerseits und auf der anderen Seite diese ständigen Gängeleien von Mutti brachten mich langsam zum Verzweifeln! Der einzige Lichtblick waren zwischendurch Abende auf der Burg. Dorthin habe ich mich ein paarmal in der Woche geflüchtet, denn da oben ist auch die Jugendherberge untergebracht - ein Treffpunkt von tollen Leuten aus aller Welt, die auch des öfteren Musik machen. Bei solch einer Musik-Session habe ich dann Burkhard kennengelernt. Er fährt die gleiche Maschine wie Chris es getan hat, war letztes Jahr per Autostopp in Indien und kann von seinen Reisen ganz irre Geschichten erzählen. Momentan macht er allerdings etwas total "Bürgerliches", er ist nämlich gerade beim Bundesgrenzschutz in der Oberpfalz stationiert und kommt nur immer am Wochenende nach Nürnberg, um da "ein paar vernünftige Leute zu treffen".

Daß auch ich mit einer Tramp-Tour aufwarten konnte, hat ihm anscheinend imponiert, doch wir haben uns überhaupt ziemlich gut verstanden. Mir kam zum ersten Mal seit dem Tod von Chris der Gedanke, daß mich ein anderer Mann vielleicht aus meiner Misere befreien könnte und daß ich mich deshalb Burkhards Zuneigung nicht verschließen sollte ...

Es klingt ja auch wirklich verrückt: Nach drei Wochenenden, die wir in bester Eintracht verbrachten, hat er mir "so ganz nebenbei" den Vorschlag gemacht, daß es eigentlich gar nicht verkehrt wäre, zu heiraten! Er meinte, das hätte in puncto Bezahlung und Urlaub günstige Auswirkungen für ihn, und für mich wäre es ja auch nicht schlecht, dadurch endlich von zu Hause wegzukommen. Diese Aussage erschien mir genau als der Kernpunkt meines Problems, und deshalb bedurfte es gar keiner langen Überredungskünste, mich von seiner Idee zu überzeugen.

Weitaus größere Schwierigkeiten gab es da schon mit Mutti, die zuerst einmal völlig verblüfft war, als Burkhard plötzlich in seinen besten Sonntagshosen und mit Blumen bei uns auftauchte, um so richtig formvollendet um meine Hand anzuhalten - vielleicht hätte ich ihr vorher doch ein bißchen mehr von ihm erzählen sollen.

Deshalb hat sie sich zuerst auch total gegen unsere Pläne gewehrt und sich tausend Argumente einfallen lassen, weshalb das unter gar keinen Umständen gutgehen würde. Aber wir haben einfach nicht lockergelassen und sie dann doch noch weichgekriegt. Hauptausschlaggebend war sicher, daß ich als Ehefrau in Zukunft eine verantwortungsvolle Aufgabe hätte, durch die ich endlich wieder glücklich und zufrieden werden könnte. Da sie als Mutter ja schließlich möchte, daß ich das bin, schien es ihr auch als ungerechtfertigt, noch länger dagegen anzukämpfen ... (In manchen Dingen hat sie allerdings auch recht, und mir wird schon etwas mulmig, wenn ich daran denke: Vor einem halben Jahr habe ich noch die Schulbank gedrückt. Ich kann weder kochen noch einen Haushalt führen, bin gerade achtzehn geworden und soll jetzt plötzlich eine richtige Ehe eingehen. Doch ich bin zuversichtlich, daß ich im Laufe der Zeit alles lernen werde und daß Burkhard mir dabei helfen wird!) Als er ihr jedenfalls zum Schluß versprochen hat, immer gut auf mich aufzupassen, war sie regelrecht gerüht und hat ihn in die Arme genommen.

Burkhards Mutter ist da längst nicht so herzlich. Ich bin sogar überzeugt, daß sie mich absolut nicht leiden kann, und langsam befürchte ich, daß es auf Gegenseitigkeit beruht! Ich versuche, ihr immer alles recht zu machen. Habe bei meinem ersten Besuch in Memmingen extra ein Kleid angezogen und ihr beim Abspülen geholfen, aber sie hat schon damals ständig an mir herumgemeckert. Ich glaube, das ging von dem Moment an los, wo ich ihr erzählt habe, daß ich Diabetikerin bin. An diesem Nachmittag war ich gerade dabei, auf ihr Drängen hin noch ein zweites Stück Apfelkuchen hineinzuwürgen, obwohl mein Zucker garantiert bereits ziemlich hoch lag. Doch dann dachte ich ganz spontan, daß man seiner zukünftigen Schwiegermutter ja eigentlich sagen könnte, weshalb so viel Kuchen momentan nicht gut ist. (Hab' mich jedoch gewundert, daß sie es nicht schon längst von Burkhard wußte ...). Hinterher bin ich dann aufs Klo gerannt und habe geheult, weil ihre Reaktion so unfreundlich und hart war: Sie hätte sich für ihren Sohn etwas Besseres vorgestellt, als eine kranke Frau zu heiraten, und ob er denn überhaupt wissen würde, worauf er sich da einläßt. Gesunde Kinder könnte er ja nun wohl ebenfalls vergessen - was sie am meisten enttäuschen würde, weil sie sich schon so sehr auf Enkel gefreut hätte.

Ich habe im stillen gehofft, von Burkhards Seite mehr Unterstützung zu bekommen. Doch er hat lediglich gesagt, das wäre seine Sache, und sie soll ihn damit in Ruhe lassen.

Er selbst nimmt das mit dem Diabetes auch gar nicht so ernst, sondern ist der Meinung, daß jemand, der wie ich alleine in der Gegend herumreisen kann, mit seiner Krankheit auch dementsprechend gut klarkommt. Und da er momentan sowieso keine Kinder möchte, ist dieses Thema erst mal für ihn abgehakt!

☆

Die Hochzeit fand nur standesamtlich und im kleinsten Rahmen statt. Burkhards Mutter kam zwar extra angereist, aber, wie schon befürchtet, können sich unsere beiden Mütter anscheinend auch nicht leiden. Meine hat ihr, der "kleinen Näherin", ständig von ihren musikalischen Erfolgen erzählt, während sie immer mit ihrem tollen Freund aufgetrumpft hat. Ansonsten haben sie sich ziemlich angeödet, und ich denke, daß dieser Kontakt wohl nicht allzu innig sein wird ...

Unsere Flitterwochen wollten wir eigentlich mit dem Motorrad in Sizilien verbringen, doch bereits kurz hinter Bozen hat das Ding einen Kolbenfresser gekriegt, und der Motor war unwiderruflich im Eimer. Wir haben die Maschine einem Bauern zum Ausschlachten geschenkt und durften dafür in seinem Garten zelten. So eine Hochzeitsreise hatte ich mir zwar etwas anders vorgestellt (in irgendeinem Garten zu zelten, wäre sicher auch in der Nähe von Nürnberg möglich gewesen), aber nach der anfänglichen Enttäuschungsphase wurde es trotzdem noch ganz gut.

Kurz nach unserer Rückkehr konnten wir dann mit Hilfe einer Maklerfirma eine recht schöne, aber leider auch sehr kleine Einzimmerwohnung mit Bad und Balkon in der Südstadt beziehen. Der größte Teil der Einrichtung (wie z. B. Tisch, Bett und Regale) wurde von Burkhard mit viel Geschick selbst gebaut. Damit auch die übrige "Aussteuer" zur Gemütlichkeit mit beitragen konnte, hat Mutti extra zu diesem Zweck einen Kredit aufgenommen - was ich wirklich ganz toll von ihr finde!

☆

Irgendwie ist das komisch, ich führe so quasi zwei verschiedene Arten von Leben.

Weil Burkhard ja nicht möchte, daß ich arbeiten gehe (er ist der Meinung, daß er ausreichend für uns beide verdient - eine Meinung, die ich allerdings nicht ganz mit ihm teile ...), habe ich also unter der Woche sehr viel Zeit. Und weil es hier draußen sehr schwer ist, Freunde zu finden, fühle ich mich meistens ziemlich einsam. Was liegt da näher, als in die Stadt rein zu fahren, gemütlich mit Renate oder Sonja zu quatschen oder Mutti zu besuchen.

Mit ihr verstehe ich mich in der letzten Zeit viel besser als früher. Was mich allerdings ziemlich ärgert, ist, daß sie sofort zu mir raus fährt, wenn ich sie mal zwei Tage lang nicht besucht habe - nur um sich zu vergewissern, daß mir auch ja nichts passiert ist . . .

Ab Freitagabend bin ich dann brave Ehefrau, die vorher die Wohnung tadellos blank putzt, Burkhards Klamotten frisch gewaschen und gebügelt in den Schrank hängt und ihm sein Lieblingsessen macht, wenn er im Anmarsch ist. Das mit dem Kochen war anfänglich doch schwieriger als ich dachte, weil ich mir von Mutti in dieser Hinsicht ja nun wirklich nicht viel abschauen konnte. Aber dafür hat sie mir ein dickes Kochbuch geschenkt, und wenn man mal von dem verbrannten Schweinebraten und den total versalzenen Grießnokkerln absieht, klappt es jetzt schon ganz gut. Außerdem hab' ich mich auf das Garnieren mit allerlei Grünzeug, Tomaten und Eiern spezialisiert - das macht vieles wieder wett, und das Essen sieht garantiert zehnmal besser aus als in Burkhards Kantine.

Seit einiger Zeit nehme ich jetzt auch die Pille. Mein Frauenarzt hat nämlich gesagt, daß es für mich als Diabetikerin ein viel zu großes Risiko wäre, Kinder zu bekommen. Meistens seien das dann regelrechte Riesenbabys, die schon mit Zucker auf die Welt kommen und nur eine geringe Lebenserwartung haben - solch einer Schwangerschaft dürfe man keinesfalls Vorschub leisten! Dann hat er mir diese neuartige "Antibabypille" verschrieben. Der Gedanke, daß ich besser keine Kinder kriegen sollte, stimmt mich zwischendurch zwar etwas traurig, aber momentan fühle ich mich dafür sowieso noch viel zu jung, und diese Pille verhindert wenigstens etwaige unangenehmen Überraschungen!

Leider vertragen sie nicht alle Frauen, manche bekommen dadurch Haarausfall oder werden ziemlich dick. Und wehe, man vergißt mal einen Tag, sie zu nehmen - dann ist die Gefahr einer Schwangerschaft gleich doppelt so groß ... Bei mir sind bisher Gott sei Dank noch keinerlei Nebenwirkungen aufgetreten, und ich vergesse auch nur selten, sie zu schlucken. Halt, etwas hat sich doch verändert, aber das ist mehr ein "Nebeneffekt", über den nicht nur ich mich freue: Seit dieser Pille habe ich endlich einen richtigen Busen bekommen! Zwar ist es bei meiner mickrigen Größe von 150 cm geblieben (und wie es so aussieht, werde ich wohl auch nicht mehr wachsen), doch jetzt bin ich wenigstens nicht mehr so dürr, sondern es beult sich an den richtigen Stellen ganz gut aus!

Burkhard hat nun die Zeit beim Bundesgrenzschutz endlich "abgedient" und fängt demnächst mit seinem Pädagogikstudium an. Die vergangenen acht Wochen haben wir damit verbracht, per Autostopp quer durch Nordafrika zu fahren - es war eine wahrlich abenteuerliche Reise!

Diese eiskalte Nacht in den Pyrenäen hat mein Insulin fast gefrieren lassen, aber je weiter wir in Richtung Marokko kamen, desto heißer wurde es, und bei 34 Grad im Schatten war ich manchmal fast am Ende meiner Kräfte. Besonders schlimm wurde es auf der schier endlos langen Strecke durch die Sahara, die wir gewählt haben, um auf dem reizvollsten Weg nach Algerien zu gelangen. Die wenigen Autos, die da überhaupt gefahren sind, waren meistens schon total vollgepackt, und wir hatten deshalb große Schwierigkeiten, überhaupt Mitfahrgelegenheiten zu kriegen. Dem Wirkungsgrad des Insulins scheint diese verdammte Hitze komischerweise nichts ausgemacht zu haben, denn ich war sehr oft unterzuckert. Deshalb allerdings auch ständig in Sorge, daß meine Not-BEs (meistens Datteln oder ekelhaft süße Kuchenstückchen) ausgehen könnten, bevor wir irgendwann - oft erst nach Tagen - die nächste Oase erreichen. Wenn dann diese Schweißausbrüche plötzlich kamen und das miese Gefühl, "Pudding in den Beinen" zu haben, hat sich Burkhard leider kaum um mich gekümmert. Dabei hätte mir ein bißchen Zuspruch so gutgetan! Aber er empfindet meine Hilflosigkeit dann einfach als Belastung und kann vor allen Dingen nicht verstehen, daß so ein Zustand bei mir praktisch von einer Minute auf die andere eintreten kann.

Doch ich mute mir ja selbst ziemlich viel zu. Mein Rucksack war fast genauso schwer wie seiner. Ich hätte nie zugegeben, wie sehr mich diese Wanderungen im Gebirge angestrengt haben. Und wenn mal absolut kein Auto in Sicht war, bin ich eben stundenlang mit zusammengebissenen Zähnen die staubige Wüstenstraße entlanggestapft ...

Natürlich könnten wir auch ganz gemütlich im Schwarzwald Urlaub machen, mit leichtem Gepäck. Oder uns eine Flug-Pauschalreise mit Neckermann nach Mallorca gönnen und zwischendurch auf der Terrasse ein Sonnenbad nehmen. Aber will ich das wirklich? Nein, ich möchte es am liebsten ALLEN zeigen, daß ich nicht mehr das kleine, kranke Mädchen von damals bin. Im Gegenteil - jetzt fühle ich mich stark und mindestens genauso belastbar wie jede

Gesunde. Und nur so kann ich es den anderen beweisen, deshalb also bloß keine Schwäche zeigen . . .

Seit Burkhard an der PH studiert, gibt es bei uns ganz schön oft Streit. Im Grunde liegt es daran, daß diese winzige Einzimmerwohnung einfach viel zu klein für zwei Leute ist, da muß man sich ja geradezu nerven.

Früher ist mir das überhaupt nicht aufgefallen, weil ich mich da fast ausschließlich auf unser gemeinsames Wochenende konzentriert und gefreut habe. Doch jetzt, wo wir Tag für Tag auf so engem Raum zusammenleben müssen, fällt es uns immer schwerer, liebevoll miteinander umzugehen. Außerdem habe ich schlichtweg Langeweile - die Hausarbeit oder das Herumhängen bei Mutti füllt mich absolut nicht mehr aus.

Und dann diese ständigen Unterzuckerungen! Seitdem es in unserer Ehe so kriselt, geht es mir mit meinem Diabetes wieder genauso schlecht wie damals, als ich noch ein Kind war. Doch das schlimmste daran ist, daß es Burkhard mittlerweile völlig kaltläßt, wenn ich mal wieder irgendwo als "hilflose Person" aufgegriffen werde und dann im Krankenhaus lande - er holt mich dort nicht einmal mehr ab.

Zu Hause ist mir manchmal auch alles so egal, daß ich einfach nichts essen will - selbst wenn ich noch merke, daß ich anfange zu schocken. Eigentlich warte ich dann darauf, daß er mich fragt, ob er mir nicht lieber etwas zu essen bringen sollte, weil ich so blaß um die Nasenspitze wäre. Ich wünsche mir nur, daß er an dieser Situation (und damit auch an mir) Anteil nimmt, damit ich merke, daß ich ihm noch etwas bedeute. Dann würde ich auch sofort Traubenzucker oder

Bananen in mich hineinstopfen, und zusammen mit der erreichten Aufmerksamkeit würde mir das alles köstlich schmecken ... Aber so ist es manchmal besser, erst im Krankenhaus wieder aufzuwachen, dort kümmern sie sich wenigstens um mich!

☆

Vor einigen Wochen habe ich etwas getan, wofür ich mich noch im nachhinein sehr schäme: Ich war mit den Nerven so fertig, daß ich 20 Dolestan geschluckt habe! 20 Schlaftabletten waren zu wenig, doch wollte ich tatsächlich sterben? Warum habe ich es dann in der Wohnung gemacht, wo ich doch ganz genau wußte, daß Burkhard ein paar Stunden später nach Hause kommen wird? Und warum habe ich das leere Tablettenröhrchen nicht ganz zuunterst in den Mülleimer verbannt, sondern schön dekorativ neben mich gelegt??

Der große Streit begann bereits beim Frühstück. Eigentlich ging es wie meistens nur um Nichtigkeiten, aber etwas war trotzdem anders als sonst, ich bin nämlich zum ersten Mal in meinem Leben so richtig "ausgerastet" (jedenfalls für meine Begriffe, denn bisher war ich immer zahm wie ein Lamm). Habe ihn sogar regelrecht angebrüllt, daß ich mich so schnell wie möglich von ihm scheiden lassen werde. Doch er hat daraufhin nur hämisch gelacht und gesagt, daß ich das bestimmt bald bereuen würde. Ich könnte nämlich von Glück sagen, daß er mich überhaupt geheiratet hätte, weil mich mit meiner Krankheit und all diesen Anfällen ja sowieso kein anderer Mann nehmen würde. Dann ist er wütend in die PH abgezogen, und ich habe stundenlang nur geheult. Ich war zutiefst getroffen und konnte es nach diesen häßlichen Worten auch wirklich selbst nicht mehr glauben, jemals wieder einen Mann zu finden, der mich trotz meines Diabetes akzeptiert und liebhat. Einen, dem ich nicht zur Last falle. Und dann bin ich eben auf diese hirnrissige Idee mit den Tabletten gekommen - es war nicht einmal unangenehm, ganz langsam in eine dunkle Wolke hineinzugleiten . . .

Dafür war das Erwachen im Krankenhaus dann um so schlimmer, denn es gab nicht das Happy-End, das ich mir wahrscheinlich insgeheim erträumt hatte. Da saß kein Burkhard händchenhaltend an meinem Bett, um mit tränenumwobener Stimme zu flüstern: "Ein Glück, daß du lebst, jetzt wird alles wieder gut werden!" Er ist zwar, nachdem er mich bewußtlos im Bett aufgefunden hatte, mit in die Klinik gefahren. Doch als er vom Stationsarzt die Information bekam, daß ich nach dem Magenauspumpen schnell wieder auf die Beine kommen würde, hat er nicht mal gewartet, bis ich aufwache, sondern ist sofort verschwunden. Dafür saß dann Mutti an meinem Bett . . . Natürlich hat sie mir gleich Vorwürfe gemacht und Burkhard verflucht, daß er mich so weit gebracht hat, diesen wahnsinnigen Schritt zu tun - und daß sie es ja außerdem schon immer gewußt hätte, daß unsere Beziehung ein ungutes Ende nehmen würde. Ich hab mir nach einer Weile die Decke über den Kopf gezogen und wollte nur noch schlafen!

Der Psychologe, der wahrscheinlich immer hinzugezogen wird, wenn jemand einen Selbstmordversuch unternimmt, war der einzige Lichtblick. Er hat mir Schritt für Schritt klargemacht, daß es nicht der richtige Weg ist, sich mit solchen Aktionen Zuneigung erpressen zu wollen, weil man Gefühle nicht erzwingen kann. Und daß ich versuchen sollte, meinem Leben mehr Inhalt zu geben, indem ich zum Beispiel mein Abi nachhole oder wieder als Arzthelferin arbeite und mir darüber hinaus ein interessantes Hobby suche. (Ich muß also lernen, endlich eigenständig zu werden, das heißt "auf eigenen Füßen" zu stehen!) Meinen Diabetes sieht er dabei überhaupt nicht als Grund unserer zerrütteten Ehe. Einem "Phantom" (Chris) nachzujagen und sich dabei von solchen Äußerlichkeiten wie Motorrad oder Reisen blenden zu lassen, würde einfach keine gute Basis für eine Lebensgemeinschaft sein. Und da Burkhard nun mal nicht Chris wäre, könnte er diesen Anspruch natürlich auch niemals erfüllen - nicht an kurzen "Honeymoon-Wochenenden", und erst recht nicht in so einer (wohn-)beengten Dauerbeziehung.

Der Lack ist also langsam abgebröckelt, dafür hat sich die Kälte eingeschlichen und auf beiden Seiten Aggressionen erzeugt. Und ich Idiotin hab' gedacht, mir durch das gezielte Einsetzen meiner Krankheit trotzdem noch Zuwendung holen zu können, das war wirklich ganz schön beknackt!

Doch diese Gespräche haben mir wieder Mut gemacht, und ich bin heilfroh, noch mal so glimpflich davongekommen zu sein. Inzwischen steht es nach langem Nachdenken für mich fest: Ich werde mich von Burkhard scheiden lassen! Es ist gut, daß er gerade Semesterferien hat und demnächst nach Jugoslawien trampen will. So kann ich wenigstens alles in Ruhe in die Wege leiten, und wir haben keine Gelegenheit, uns noch länger herumzustreiten . . .

Burkhard war bei unserem letzten Gespräch erstaunlich sanftmütig und einsichtig, doch seine spürbare Erleichterung hat mir schon wieder Stiche in der Herzgegend versetzt! Wenn ich auf jeglichen Unterhalt verzichte, ist er sogar bereit, mir einen Scheidungsgrund zu liefern und damit die Schuld auf sich zu nehmen - damit die Sache schön schnell über die Bühne geht. (Mit Rosie aus seinem Semester hat er angeblich in Wirklichkeit nie etwas gehabt, aber ich bin mir da nicht mehr so sicher ...) Auf den Unterhalt zu verzichten, fällt mir auf jeden Fall nicht schwer, woher sollte er den als Student denn nehmen? Ich muß mir jetzt eben so schnell wie möglich einen Job suchen!

Seit Burkhard unterwegs ist, geht es mir komischerweise wieder besser, obwohl die erste Woche ohne ihn noch sehr schlimm war. Da hab' ich dauernd herumgeheult und gedacht, die Decke würde mir auf den Kopf fallen. Auf meinen Zucker schien sich das auch nicht besonders gut ausgewirkt zu haben, denn ich hing ständig am Wasserhahn und hatte scheußliche Kopfschmerzen - ein untrügliches Zeichen ... Mutti verhält sich in der letzten Zeit wirklich astrein. Sie überhäuft mich nicht mehr mit ihren Besuchen, sondern akzeptiert es, daß ich nur noch mit ihr zusammensein will, wenn mir danach zumute ist. Wir sehen uns also nur noch ca. zweimal in der Woche, und dann bin ich auch gerne dort. Neulich war ich vor lauter Freude ganz aus dem Häuschen, weil sie mich da mit einer nagelneuen Gitarre überrascht hat, eine tolle Idee!

Diese Gitarre ist jetzt mein kostbarster Besitz geworden, denn sie hat die Eigenschaft, mich von meinen Problemen total abzulenken. Muttis musikalisches

Talent anscheinend geerbt zu haben, ist in diesem Fall sehr hilfreich, denn es macht keinerlei Schwierigkeiten, mir Griffe und einfache Melodien selbst beizubringen. Außerdem kann ich mir eine ganze Menge von den Gitarristen auf der Burg beibringen lassen. Da gehe ich jetzt seit einiger Zeit wieder regelmäßig hin, weil sich dort eine Gruppe von sechs Leuten zusammengefunden hat, die fast jeden Abend vor dem Katharinenkloster unheimlich schöne Musik machen.

Zuerst hab' ich mich gar nicht getraut, mich zu ihnen zu setzen, sondern nur von weitem gelauscht - und wäre doch so gerne dabeigewesen. Aber irgendwann hat mich dann einer von ihnen aufgefordert, mich doch einfach dazuzusetzen und mitzumachen. Wenn ich am Anfang auch nur gesummt habe, ich glaube, meine Stimme hat ihnen gefallen. Jedenfalls bin ich seit diesem Abend ein stolzes Mitglied der Gruppe. Wir singen Lieder von Joan Baez, Bob Dylan, Donovan, Peter, Paul and Mary oder Pete Seeger - alles Namen, die ich vorher noch nie gehört hatte, die jedoch alle eines gemeinsam haben: Sie handeln von der Grausamkeit und Sinnlosigkeit des Krieges, vom Wunsch nach besserem Verständnis der Menschen untereinander und von den Träumen einer Welt ohne Hunger, Haß und Neid.

Und ich sauge diese Texte in mich auf, berausche mich an den Melodien, atme den Duft der Kastanien vom Burgberg ein und wünschte, diese lauen Sommernächte würden nie ein Ende haben!

Neuer Anfang, neues Glück

Heute hab' ich mal wieder ganz spontan meinen Rucksack gepackt, mir die Gitarre geschnappt, und dann bin ich in Richtung Passau getrampt. Robert aus der Gruppe hat mir neulich davon so vorgeschwärmt, daß ich plötzlich Lust gekriegt habe, einfach mal dorthin zu fahren. (Natürlich ist auch diese Blitzaktion nicht ohne ein schlechtes Gewissen gegenüber Mutti gelaufen, aber laut Postkarte bin ich mal wieder zum Ausspannen bei irgendeiner diffusen Freundin "ganz in der Nähe", und das wird sie hoffentlich beruhigen - wenn sie sich nicht noch unangenehm an mein letztes "Ausspannen" erinnert . . .). Dauernd auf der Landstraße zu trampen, kann ganz schön anstrengend werden! Nämlich dann, wenn man gerade bis zum nächstgrößeren Ort mitgenommen wird und nun die ganze Hauptstraße entlanglaufen muß, um am Ortsausgang wieder an einer günstigen Stelle zu stehen. Das ist mir auf dieser Tour leider des öfteren passiert und hat mich in diverse Bäckereien getrieben, um meinen Zucker wieder etwas zu normalisieren. Doch zum Schluß hat mich so ein netter Mensch noch direkt bis zur Jugendherberge auf die Saldenburg gefahren. Ist schon toll, in einer alten Burg untergebracht zu sein, und an Kontakten hat es dort auch nicht gemangelt. Die Leute einer Abitur-Klasse aus Frankfurt haben mich voll in ihre Gruppe mit aufgenommen, ein schönes Gefühl!

☆

Die vergangenen zwei Wochen kommen mir vor wie ein unfaßbarer Traum - es ist schon erstaunlich, wie schnell sich Situationen verändern können und wie positiv sich so eine veränderte Situation auf mich ausgewirkt hat, ich könnte vor lauter Glück Bäume ausreißen! Es war einer von diesen richtig schönen, klaren Morgen, und ich verspürte deshalb keine Lust, nach Passau zu trampen, sondern bin die 20 km von der Saldenburg aus lieber zu Fuß gelaufen. Hat mir wirklich gutgetan, stundenlang alleine durch die Gegend zu streifen - mit der doppelten Frühstücksration im Magen (die Frankfurter haben gut für mich gesorgt!) war das auch zuckermäßig gar kein Problem. Nur die Gitarre in Verbindung mit meinem nicht gerade leichten Rucksack fand ich manchmal etwas unhandlich . . . Während dieser Wanderung wurde mir allerdings auch wieder meine negative Situation voll bewußt: Jetzt bin ich gerade mal zwanzig und stehe schon kurz vor der Scheidung. Das hier ist eigentlich nur eine Flucht vor der Realität. Und was passiert, wenn Burkhard wirklich recht hat, wenn tatsächlich keiner mehr mit mir zusammensein will, weil meine Krankheit nicht heilbar ist? Oder wenn mich ein anderer Mann ebenfalls nur aus Mitleid heiratet? Bei diesem Gedanken mußte ich zuerst wieder furchtbar heulen, aber dann beschloß ich, mich in diese Traurigkeit nicht weiter hineinzusteigern. Wollte sie vertagen und dafür lieber die warmen Sonnenstrahlen und den Geruch des Waldes genießen. Die letzte Etappe war besonders anstrengend, weil die Passauer Jugendherberge in der Veste Oberhaus untergebracht ist und diese Vesten und Burgen leider immer ganz oben auf dem Berg zu liegen pflegen . . .

Zuerst hab ich ihn nur ganz von weitem gesehen, diesen jungen Mann mit dem Rucksack, der wohl irgendwann aus einem der Seitenwege hervorkam und ebenfalls einen Schlafplatz suchte. Aber ich hatte keine Lust, wegen ihm langsamer zu laufen oder gar stehenzubleiben. Na ja, vielleicht hab' ich mein Tempo doch ein bißchen verringert, weil er mich eigentlich ziemlich schnell eingeholt hat - der muß geradezu mit einem Affenzahn den Berg hochgekeucht sein! Seit diesem Abend kommt es mir vor, als wäre mir Gerd schon vor ewigen Zeiten begegnet! Er ist 24, studiert in Berlin Lebensmitteltechnologie und hat ebenfalls gerade eine zerbrochene Beziehung hinter sich. Vielleicht ist es das, was diese Art von Vertrautheit und gegenseitiges Sich-verstehen-Können ausmacht? Jedenfalls haben wir noch einen wunderschönen Tag in Passau verbracht, und weil wir uns danach nicht so einfach trennen wollten, ging es von da aus noch für zwei Tage weiter nach Regensburg. Gerd von meinem Diabetes zu erzählen, ist mir alles andere als leichtgefallen - dafür sitzt dieser Stachel von Burkhards negativen Äußerungen noch zu tief in mir. Deshalb habe ich es gleich am ersten Abend gemacht, um das unerfreuliche Thema so schnell wie möglich hinter mich zu bringen. Er hat daraufhin jedoch nur gegrinst und gemeint, dann würde er jetzt ja schon drei von dieser Sorte kennen, seine Eltern würden sich nämlich beide bereits seit einigen Jahren damit herumschlagen. Und das in einem Tonfall, als wenn es das Selbstverständlichste von der Welt wäre, zuckerkrank zu sein - ein richtiger Balsam auf meine Wunden . . . Die Zeit in Regensburg sollte eigentlich unser Abschied sein, denn Gerd wollte von da aus in Etappen bis nach Hof wandern. Aber wir haben es wieder nicht gepackt, und dann bin ich auf die glorreiche Idee gekommen, ihn einfach noch für ein paar Tage nach Nürnberg mitzunehmen - das allerdings mit recht gemischten Gefühlen, weil ich ja nicht wußte, wie Mutti reagieren würde und ob Burkhard nicht vielleicht doch schon früher aus dem Urlaub zurückkommt.

Diese Woche mit Gerd hier in Nürnberg war schon verrückt, ich hab' mich so richtig unbeschwert und einfach supergut gefühlt! Selbst meine alte Dame hat das mit Freude zur Kenntnis genommen und deshalb ihren Ärger über solch plötzliche Abreise und die Flunkerei mit der "Freundin" schnell wieder vergessen. Und da sie es auch leicht erraten konnte, daß Gerd der eigentliche Auslöser dieses Hochgefühls war, hat sie ihn sehr freundlich aufgenommen und später sogar richtig in ihr Herz geschlossen. (Der ist allerdings auch ganz schön um sie herumgewieselt, und so etwas findet sie natürlich absolut toll!) Er mußte nicht einmal in die Jugendherberge, sondern durfte mit mir in meinem alten Zimmer übernachten. Dieser Entschluß hat sie garantiert eine ziemliche Überwindung gekostet, denn einer zumindest nach außen hin noch verheirateten Frau ist so etwas ja normalerweise nicht gestattet . . .

Am nächsten Tag bin ich darüber hinaus so übermütig geworden, Gerd in meine Wohnung einzuladen, wobei es mir völlig egal war, was die lieben Nachbarn darüber denken könnten. Manchmal hab' ich mich sogar bei der Vorstellung ertappt, Burkhard würde plötzlich die Tür aufschließen und uns beide sehen. Aber komischerweise hat mir diese Phantasie keine Angst eingejagt, sondern eher ein Gefühl des Triumphes: Der sollte hier wirklich mal mitkriegen, wie gut ich mich auch mit einem anderen verstehe und wie sehr dieser mich trotz Diabetes akzeptiert -von wegen keinen Mann mehr abkriegen! In diesen so intensiven Tagen und Nächten haben wir ganz deutlich gespürt, daß diese Zeit nicht einfach so ein typischer Urlaubsflirt ist, sondern daß wir zusammenbleiben wollen. Und das wurde dann während unserer zahlreichen Spaziergänge auch ganz genau konkretisiert: In spätestens zwei Wochen soll ich nach Berlin kommen, damit mich Gerd seinen Eltern vorstellen kann. Inzwischen werde ich die Scheidung einreichen, und er kümmert sich jetzt schon um eine Wohnung, weil sich diese Suche unter Umständen ja Monate hinzieht.

Bei all diesen Gedanken wird mir vor lauter Aufregung ganz schwindlig, ich kann das noch gar nicht richtig fassen, was da in der letzten Zeit so alles auf mich eingestürzt ist. Und dann beschäftigt mich natürlich die Frage, wie ich Mutti am besten beibringe, daß ich nach Berlin ziehen möchte - das wird bestimmt ein harter Brocken werden . . .

☆

Uff, so turbulente Wochen habe ich selten erlebt! Erst mal der schwere Abschied von Gerd. Der hat mich so zurückgeworfen, daß mein Coca-Cola-Konsum gleich wieder ins Unermeßliche gestiegen ist . . . Ich glaube, das, was für andere das Rauchen oder Trinken ist, ziehe ich aus diesem Gesöff, von dem ich ja eigentlich ganz genau weiß, daß es Gift für mich ist. Doch besonders dann, wenn es mir psychisch schlechtgeht, schaffe ich davon spielend einen Liter pro Tag. Normalerweise lasse sich das wenigstens zwei Tage vor dem nächsten BZ-Profil sein, damit der gute Dr. Müller nichts davon mitkriegt. Doch diesmal habe ich in der ganzen Hektik überhaupt nicht mehr dran gedacht, und er wollte mich schon wieder ins Krankenhaus stecken, weil die Werte so schlecht waren. (Jetzt weiß ich wenigstens, wie hoch mein Zucker davon wirklich steigt . . .). Das komische ist jedoch, daß ich mich seit neuestem bei Werten um 350 mg% gar nicht mehr so schlecht fühle wie vorher. Den Durst kann ich dann ganz gut bezwingen und muß deshalb nicht mehr so oft aufs Klo. Trotzdem, auch wenn sich mein Körper langsam an den hohen Zucker zu gewöhnen scheint - der Müller hat mir beim letzten Mal mit seinen düsteren Prophezeiungen wieder ganz schön Angst gemacht. Ich muß mich in puncto Diät einfach mehr zusammenreißen. Will versuchen, es wenigstens für Gerd zu tun!

Na, Gott sei Dank vergeht die Zeit bis zu meiner Abreise nach Berlin ziemlich schnell, weil ich vollauf damit beschäftigt bin, unseren Haushalt gerecht aufzuteilen. Burkhard fiel zuerst aus allen Wolken, als ich ihm nach seiner Rückkehr von meiner (und seiner!) neuen Situation erzählt habe. Ich glaube, er wollte es zuerst gar nicht so richtig wahrhaben und hat mich deshalb immer wieder gebeten, mir alles noch mal genau durch den Kopf gehen zu lassen - welch plötzlicher Stimmungsumschwung . . . Doch da gibt es einfach nichts mehr zu überlegen, und von dem Moment an, wo ihm klar wurde, daß ich bis zu unserer Scheidung einstweilen wieder bei Mutti wohnen werde, hat er mir das Leben ganz schön schwergemacht. Streitet sich auch jetzt noch um jeden Gegenstand, den ich mitnehmen möchte. Aber meine Anwältin hat genau aufgelistet, was mir zusteht, und deshalb lasse ich mich erst gar nicht einschüchtern. Jedenfalls bin ich froh, dieser ganzen Misere erst mal zwei Wochen entfliehen zu können! Mutti hat es beim Abschied mit Tränen in den Augen (als ob ich nach Alaska auswandern würde) zutiefst bedauert, daß sie mich wegen ihrer ungünstigen Arbeitszeit nicht zum Bahnhof bringen kann. Doch mir beschert diese durchaus glückliche Fügung ein saftiges Taschengeld nebenbei, weil ich natürlich die von ihr bereits gekaufte Fahrkarte sofort am Schalter zurückgegeben habe und danach schnurstracks zur Autobahnauffahrt gelaufen bin . . .

Gerds Eltern sind richtig süß (im wahrsten Sinne des Wortes), und mit seinem Bruder Manfred vertrage ich mich ebenfalls bestens. Die haben mir so einen liebevollen Empfang bereitet, daß ich total von den Socken war - als ich kam, war der Abendbrottisch bereits festlich gedeckt, und es stand sogar Sekt zum Anstoßen bereit. Sie sind beide schon über sechzig, aber noch sehr gut in Schwung. Außerdem beeindruckt es mich natürlich, daß die mich einfach so akzeptieren wie ich bin. Daß sie nicht schockiert sind, weil ich gerade in Scheidung lebe, und diesen Diabetes ja selbst zur Genüge kennen (wobei sie allerdings nicht spritzen müssen, sondern pro Tag bloß zwei Euglukon schlucken). Ich wurde von früh bis nachts durch Berlin geschleppt und bin einfach fasziniert von dieser Stadt, obwohl die ganzen Besichtigungen für mich ziemlich anstrengend waren. Es ist alles so anders als bei uns in diesem kleinen Nürnberg! Man kann hier für nur 30 Pfennig mit der U-Bahn ca. 30 km lang von einem Ende zum anderen fahren, und von den zwölf verschiedenen Stadtteilen hat jeder sein eigenes Einkaufszentrum mit riesigen Kaufhäusern und zahlreichen Boutiquen - hier könnte man sein Geld schon loswerden! Wenn ich mir vorstelle, daß Berlin ja eigentlich fast noch mal so groß sein würde, wenn diese verdammte Mauer vor sieben Jahren nicht gebaut worden wäre ... Es ist mir völlig unverständlich, wie eine Stadt plötzlich auf diese grausame Weise geteilt werden konnte und daß Menschen, die in den West-Teil flüchten wollten, von der dortigen Polizei sogar kaltblütig erschossen wurden! Doch ich muß mich in Zukunft wohl oder übel daran gewöhnen, bei meinen Spaziergängen immer wieder an diese unnatürliche Grenze zu stoßen.

Dafür bin ich vom Berliner Kulturangebot total begeistert. All die verrückten Künstler- und Studentenkneipen, die zahllosen Kinos, Theater und Museen! Gerd ist wirklich ein guter Fremdenführer und stolz wie ein Pfau noch dazu - man könnte fast meinen, er hätte das alles selbst erschaffen ... Vierzehn Tage, ausgefüllt mit schönen und aufregenden Erlebnissen. Es schwirrt jetzt noch der ganze Kopf, wenn ich daran denke. Aber mir ist inzwischen auch klargeworden, daß ich mit Gerd in dieser Stadt wirklich leben möchte und deshalb auch den Sprung wagen werde, dafür alles aufzugeben, was ich in Nürnberg liebgewonnen habe.

☆

Diesmal bin ich um einen Krankenhausaufenthalt leider nicht herumgekommen, hatte bei meinem Blutzucker von 684 mg% allerdings auch keinen Einfluß mehr darauf... War das nun die Hektik der vergangenen Wochen oder hab' ich vielleicht ein paarmal meine Abendspritze vergessen? Könnte durchaus sein, ich weiß es nicht mehr. Jedenfalls bin ich heilfroh, daß dieses ungute Gezerre mit Burkhard jetzt endlich vorbei ist. An Weihnachten gab es noch mal gewaltig Streit, weil er den Heiligen Abend unbedingt mit mir verbringen wollte, ich aber wiederum keine Lust hatte, ihn zusammen mit Gerd und seinen Eltern einzuladen. Es war sowieso schon anstrengend genug, Mutti aus den politischen Diskussionen (dem Lieblingsthema der Otts) möglichst rauszuhalten. Sie hat nämlich von Politik keine Ahnung, gibt das aber keinesfalls zu - deshalb ist sie bei diesen eingefleischten Sozialdemokraten ein paarmal ganz schön ins Fettnäpfchen getreten. Meine Ablehnung war natürlich sehr hart für ihn, und seine Enttäuschung dementsprechend ausdrucksstark. Doch ich mußte einfach so hart reagieren, um endlich klare Fronten zu schaffen! Vierzehn Tage später hatten wir dann endlich unseren Scheidungstermin, auf "Armenrecht", wie es im Fachjargon so schön heißt. Klingt zwar ganz fürchterlich, aber es ist schon irgendwie zutreffend - wir hätten das Geld gar nicht gehabt, eine "normale teure" Scheidung durchzuziehen. Deshalb ging auch alles sehr schnell: kein Besitz, folglich auch weder Streitwerte noch Unterhaltsverpflichtungen. Hinterher sind wir dann ganz friedlich abgezogen und sogar noch zusammen essen gegangen. Ich wollte nicht, daß wir uns im Bösen trennen. Er hat mich zwar sehr oft gekränkt, aber ich bin durch dieses teilweise doch gezielte Einsetzen meines Diabetes sicher auch nicht ganz unschuldig an unserer mißglückten Ehe. In der Klinik hatte ich ja ausreichend Gelegenheit, über all das noch mal genau nachzudenken und kann jetzt sicher in der Beziehung zu Gerd eine Menge daraus lernen!

Brücken abbrechen

Es ist auf einmal alles so schnell gegangen! Knapp drei Wochen, nachdem ich wieder zu Hause war, hat Gerd ganz plötzlich eine Wohnung für uns gefunden. Jetzt laufe ich manchmal wie in Trance durch die Straßen, weil ich es noch gar nicht richtig fassen kann, nun wirklich hier in Berlin zu leben.

Die erste Zeit war ziemlich anstrengend, denn wir haben Tag und Nacht geschuftet, um unsere eineinhalb Zimmer gründlich zu renovieren. Daß sich die Toilette eine halbe Treppe höher auf dem Flur befindet, begeistert mich zwar nur in Maßen, aber dafür ist die Miete von 80 DM absolut erschwinglich. Außerdem fühlt man sich hier in Lichterfelde fast wie auf dem Land. Gleich um die Ecke gibt es einen richtigen Bauernhof mit Schweinen, Pferden und Hühnern (wenn dieses Mistvieh von Hahn allerdings weiterhin mitten in der Nacht anfängt zu krähen, wird meine Freude am Landleben wohl bald ernsthaft getrübt sein . . .), viele Parks, und auch der Kanal ist nicht weit. Von der ganzen Großstadthektik also keine Spur, und trotzdem kommt man mit den gängigen Verkehrsmitteln sehr schnell ins Zentrum. Der Haken an der Sache ist nur, daß die Vermieterin eigentlich keine Paare duldet, die "wild" zusammenleben. Deshalb hat Gerd die Wohnung auch nur durch die treuherzige Versicherung bekommen, daß wir uns demnächst verloben und natürlich auch bald heiraten werden. Na, da wird uns wohl nichts anderes übrig bleiben . . .

Der Fahrt nach Nürnberg in Gerds klapprigem VW hab' ich mit gemischten Gefühlen entgegengesehen.

Da war zwar die Freude, Mutti und all meine Freunde wiederzutreffen, aber auch die Angst vor dem endgültigen Abschied. Mit Burkhard ging das relativ einfach, der hat den Spediteuren sogar noch beim Runtertragen geholfen. Er will jetzt sein Glück in Australien versuchen und hat deshalb auch schon seine Wohnung aufgelöst. Es war wirklich ehrlich gemeint, als wir uns gegenseitig alles Gute gewünscht haben.

Der Abschied von Sonja, Renate und all den anderen Leuten, die ich sehr mag, ist mir da viel schwerer gefallen. Günter aus der Musikgruppe hat gesagt, daß ich treulose Tomate doch jetzt nicht einfach alle Brükken abbrechen könnte. Aber das will ich ja gar nicht - ich werde ganz bestimmt so oft es geht nach Nürnberg kommen und mich dann auf jeden einzelnen freuen!

Muttis Versuche, ihren Kummer über meine endgültige Abreise mit reger Geschäftigkeit zu übertünchen, sind meistens in wahre Einwickelorgien von Geschirr und anderem Kleinkram ausgeartet. Man konnte jedoch deutlich spüren, daß es ihr alles andere als leichtfällt, ihre heißgeliebte Tochter nun für immer nach Berlin entschwinden zu sehen. Erst die Aussicht, daß sie uns dort ja jederzeit besuchen könnte und daß wir uns demnächst sogar ein Telefon zulegen würden, hat sie wieder ein bißchen aufgemuntert. Als wir dann - vollbepackt bis zum Gehtnichtmehr - wieder losgefahren sind, hab' ich ebenfalls geheult wie ein Schloßhund. Der Sprung ins kalte Wasser ist jetzt vollzogen!

Seit kurzem tobt hier ein ganz süßes Katzenbaby durch die Wohnung. Wir haben es von Gerds Bruder zur Verlobung geschenkt bekommen, und es heißt bezeichnenderweise “Amor”. (Wenn das kein gutes Omen ist . . .)

Diese Verlobung war - wenn man mal von den zahlreichen Geschenken absieht - eigentlich eine ziemlich arbeitsaufwendige Sache. Es gab Berge von äußerst leckeren Kuchen und später auch Salaten, die natürlich erst mal hergestellt werden mußten. Wir standen den Tag zuvor deshalb bis in die Abendstunden hinein in der Küche. Mutti wollte unbedingt ihre furchtbaren Fleischplätzchen fabrizieren, aber das wußte ich gerade noch rechtzeitig zu verhindern, indem ich bei ihr lieber eine Käsetorte in Auftrag gegeben habe, die kriegt sie nämlich prima hin.

Der Versuchung all dieser Köstlichkeiten konnte ich natürlich mal wieder nicht widerstehen, aber die alten Otts haben ebenfalls ganz schön zugeschlagen! Das ist uns allen dreien nicht gerade gut bekommen, wir hatten einen verdächtig hohen Flüssigkeitskonsum, und die Toilette war dementsprechend stark belagert ... In der Nacht wurde mir dann hundeelend, ich schätze, daß mein Zucker bei mindestens 500 mg% lag. Vor lauter Angst, wieder ins Präkoma zu fallen, hab' ich mir um 2 Uhr noch mal 10 Einheiten Depotinsulin reingejagt - mit klopfendem Herzen, weil so etwas eigentlich absolut verboten ist. (Auch mein Berliner Hausarzt hat mir neulich erst wieder eingetrichtert, daß das oberste Gebot eines Diabetikers wäre, sich strengstens an die vorgeschriebene Diät zu halten und keinesfalls(!) etwas an der angegebenen Spritzzeit oder Insulinmenge selbständig zu verändern.) Diese eigenmächtige Handlung scheint jedoch ganz gut funktioniert zu haben. Na ja, es war vielleicht doch ein Teilstrich zuviel, weil mich bereits am frühen Morgen wieder der Unterzucker dazu getrieben hat, übriggebliebene Torte in mich hineinzuschaufeln ...

Aber wenigstens war es das erste Mal, daß ich nach einer solchen “kohlenhydrathaltigen” Feier nicht mit hohen Werten aufgewacht bin!

☆

Hurra, ich habe endlich einen Job gefunden! Es ist zwar keine sehr geistesfördernde Arbeit (ich muß Autoantennenteile ineinanderstecken), aber dafür gibt es pro Stunde immerhin 3,36 DM. Ich brauche erst um 10 Uhr anzufangen, und außerdem liegt die kleine Fabrik nur fünf Minuten von unserer Wohnung entfernt. Allerdings weiß der Chef nichts von meinem Diabetes - nach all den Absagen von anderen Firmen wollte ich diesmal schlauer sein, damit erst gar niemand auf den Gedanken kommt, ich könnte deswegen häufiger fehlen. Jetzt kann ich nur hoffen, daß ich in dieser Hinsicht tatsächlich nicht auffällig werde . . .

Es ist mir einfach wichtig, arbeiten gehen zu können. Nicht nur wegen der Bezahlung, sondern auch weil ich gemerkt habe, daß sich da wieder so eine ähnliche Langeweile wie zu Burkhards Zeiten eingeschlichen hat. Nur mit dem Unterschied, daß diesmal weder Mutti noch irgendwelche guten Freunde (die ich aber hoffentlich noch finden werde!) in erreichbarer Nähe sind. Und manchmal fällt mir geradezu die Decke auf den Kopf, denn Gerd hält sich fast den ganzen Tag an der Uni auf und ist mindestens an drei Abenden in der Woche noch bei den Jusos oder im AStA aktiv.

Manchmal komme ich ja zu den Jusos mit, weil die wenigstens nicht ganz so “abgehoben” sind. Sie reden sich zwar nur mit “Genosse” an und hecheln den Marx von vorne bis hinten durch, gehen aber wenigstens auf meine Fragen ein, wenn ich etwas nicht verstehe. Bei Gerds Kommilitonen fühle ich mich jedoch völlig fehl am Platz. Die verdrücken schier endlose Berge von Schmalzstullen, die ich in der Küche für sie schmieren darf. Und wenn ich mich dann dazusetze, kapiere ich von ihren Diskussionen über die Hochschulreform so gut wie nichts, weil sie dauernd mit Fremdwörtern um sich werfen, deren Bedeutung ich nicht kenne. Weil ich natürlich Angst habe, Gerd vielleicht mit dummen Zwischenbemerkungen zu blamieren, halte ich deshalb lieber die Klappe oder verziehe mich mit meinem Schmöker ins Schlafzimmer.

Doch seitdem ich jetzt arbeite, komme ich mir schon längst nicht mehr so überflüssig vor - schließlich kann man nicht jeden Tag nur Gitarre spielen!

Die ersten Spätschäden, ich traue meinen Augen kaum...

Was ist in der letzten Zeit bloß mit mir los? Ich plage mich immer häufiger mit scheußlichen Kopfschmerzen herum und habe außerdem das ungute Gefühl, daß sich mein Sehvermögen ziemlich verschlechtert hat. Davon kommt bestimmt auch das Kopfweh - ist ja kein Wunder, wenn das Sehen so anstrengt.

Daß mir diese Situation wirklich Angst macht, merke ich auch daran, daß ich erst gestern wieder so einen regelrechten Alptraum hatte: Ich lag irgendwo an einem herrlichen weißen Strand und wollte gerade einen Wahnsinns-Sonnenuntergang beobachten. Doch plötzlich wurde dieser leuchtend rote Feuerball von schwarzen Rissen, die wie riesige Narben aussahen, durchzogen und ganz trüb. Er sah jetzt fast genau so aus wie eines von diesen ekelhaften Bildern aus Doktor Müllers Abschreckbuch über Spätschäden und kam immer näher auf mich zu. Doch je mehr ich in seine Richtung schaute, desto weniger konnte ich selbst noch sehen, und plötzlich waren es meine eigenen Augen, die wie der zerstörte Feuerball aussahen... Ich bin schweißgebadet aufgewacht, und es hat lange gedauert, bis mich Gerd wieder beruhigen konnte.

Er meint, daß es sicher gut wäre, mich dieser Angst zu stellen, indem ich einfach (?) mal einen Augenarzt aufsuche. Damit hat er natürlich recht, ich muß die Sache demnächst in Angriff nehmen! Schließlich gibt es nur fünf Minuten von unserer Wohnung entfernt ein nagelneu erbautes Pracht-Krankenhaus, in dem sicher auch eine Augen-Poliklinik zu finden ist. Ich könnte mich wirklich selbst ohrfeigen! Warum habe ich Idiotin diese verdammte Augen-Untersuchung bloß so lange hinausgezögert?

Hatte schon auf dem Weg durch die endlos langen weißen Flure irgendwie so ein ungutes Gefühl im Bauch und wäre deshalb am liebsten wieder ganz schnell umgekehrt, aber so feige wollte ich dann doch nicht sein. Der große Warteraum in der Poliklinik war bereits um 9 Uhr gerammelt voll von Leuten, die entweder schon eine Brille auf der Nase trugen oder bestimmt bald eine bekommen würden . . . Und ich wurde immer nervöser! Drei Stunden später war es dann endlich soweit. Mir wurden zuerst irgendwelche Tropfen in beide Augen geträufelt, von denen eigentlich die Pupillen weit werden sollten, was jedoch leider nicht so recht geklappt hat. Deshalb mußte diese Prozedur noch mal wiederholt werden, und das hat mich dann eine weitere halbe Stunde sitzen in einem völlig abgedunkelten Raum gekostet.

Es waren nicht gerade positive Gedanken, die mir in dieser Situation durch den Kopf geschossen sind: der Rückblick auf Tausende von Diätsünden der vergangenen vierzehn Jahre, das nochmalige Abspulen der letzten Alpträume und dazu noch diese drohende Angst, die sich wie ein bleierner Kranz um meinen Kopf gelegt hat. Ich ging mit butterweichen Knien ins Untersuchungszimmer, und Professor Hager sah mich gleich mit diesem durchdringenden Mir-kannst-du-nichts-vormachen-Blick an. Das Ergebnis seiner Augenhintergrund-Spiegelung war dann auch dementsprechend niederschmetternd: Ich habe am rechten Auge eine bereits ziemlich fortgeschrittene Retinopathie!

So schlimm, wie diese Diagnose klingt, scheint sie sich auch tatsächlich auszuwirken. Professor Hager hat mir genau erklärt, daß aus meiner Netzhaut heraus bereits zahlreiche Blutgefäße in das Augeninnere (welches man "Glaskörper" nennt) hineingewachsen sind, die dort großen Schaden anrichten können. Diese Gefäßwucherungen und Fettablagerungen pflegen sich in der Regel dann zu bilden, wenn der Stoffwechsel durch häufige Zuckerschwankungen oder ständig erhöhte Blutzuckerwerte so belastet ist, daß die Durchblutung der kleinen Gefäße auf die Dauer nicht mehr gut funktioniert. Diese Wucherungen platzen dann irgendwann auf, und es kommt zu einer Glaskörperblutung, bei der man so lange erst mal gar nichts sieht, bis sich das Blut wieder langsam resorbiert hat. Wenn das jedoch des öfteren passiert, löst sich die Netzhaut langsam ab, und man wird somit völlig blind.

Peng! Nach dieser Hiobsbotschaft war ich natürlich erst mal total fertig, doch Dr. Hövener - ein sehr netter junger Assistenzarzt - hat sich sehr geduldig gemüht, mich wieder zu beruhigen. Aber Prof. Hager meinte ja auch, daß da schon noch etwas zu machen wäre, weil es Gott sei Dank noch nicht zu einer Blutung gekommen ist. Und daß es hier in Berlin eine völlig neuartige Behandlungsmethode für diese Art von Spätschäden gibt, die sich "Lichtkoagulation" nennt, und auf die er sich spezialisiert hätte. Dabei werden mit Hilfe von Laserstrahlen die Gefäßneubildungen sozusagen "verbrannt". An diesen Stellen der Netzhaut bilden sich nach ca. 14 Tagen kleine Narben, und es kann dort deshalb nicht mehr zu neuen Blutungen kommen.

Kein sehr tröstlicher Gedanke, wenn man davon ausgeht, daß diese Veränderungen ja schließlich auch jederzeit am linken Auge oder an anderen Stellen des Hintergrundes auftreten können. Aber trotzdem, ich sollte nicht undankbar sein! Wenn ich mich nicht gerade noch rechtzeitig zu dieser Untersuchung aufgerafft hätte und wenn es diese Lasermethode nicht geben würde, dann könnte ich wahrscheinlich schon bald überhaupt nichts mehr sehen.

Doch es ist nicht mehr so wie früher - ich fühle mich jetzt irgendwie gebrandmarkt, MIT SPÄTSCHÄDEN BEHAFTET! Und die Angst, einmal völlig blind zu werden, sitzt mir nun total im Nacken. Das schlimme daran ist ja, daß ich mich nicht vor einer Situation fürchte, die vielleicht irgendwann in weiter Ferne auf mich zukommen könnte, sondern daß diese Angst anhand der Diagnose ja wirklich realistisch ist. Wer weiß, ob der Eingriff auch tatsächlich klappt und ob diese Spätschäden bei meiner miesen Zucker-Einstellung (beziehungsweise Einstellung zum Zucker . . .) überhaupt noch aufzuhalten sind?

Ich traue mich auch nicht, darüber mit Gerd zu sprechen. Er hat schon genug daran zu knabbern, daß in einer Woche der Operationstermin sein wird, und deshalb will ich ihm lieber ersparen, was mit meinen Augen sonst noch so alles passieren könnte. Er weiß ja auch nichts von dem Erlebnis mit dieser Diabetikerin, die damals im Krankenhaus mit 29 Jahren an Nierenversagen gestorben ist. Und daß ich eigentlich ebenfalls damit rechne, nicht viel älter als dreißig zu werden! Aber ich möchte verdammt noch mal nicht schon vorher blind durch die Gegend laufen oder irgendwelchen anderen Mist erdulden müssen. Erst will ich zusammen mit Gerd noch ganz viele schöne Sachen unternehmen und erleben. Dann sollen diese blöden

Spätschäden von mir aus alle auf einmal kommen - es stirbt sich bestimmt leichter, wenn man vorher nicht allzuviel versäumt hat . . .

☆

Gestern hab' ich mal wieder wie ein Schloßhund geheult, aber diesmal vor lauter Freude und Erleichterung: Ich kann nämlich von meinem Fenster aus plötzlich wieder den Turm der Pauluskirche erkennen! Noch nicht sehr klar, aber immerhin, es ist eindeutig ein Kirchturm. Jetzt darf ich auch endlich ganz offiziell diese bescheuerte schwarze Lochbrille wieder abnehmen. Mit dem Ding habe ich mich kaum auf die Toilette getraut, weil sie so aussieht, als hätte ich sie in einem Scherzartikelladen erstanden . . . Die beiden kleinen Löcher in der Mitte haben die Funktion, meine Pupillen so ruhig wie möglich zu stellen, um damit den Heilungsprozeß der Brandherde zu beschleunigen. Doch es war mir in diesen endlos langen drei Wochen sowieso alles verboten, was mich hätte anstrengen können! Nach einer Woche hab' ich wenigstens mal kurz dieses schwarze Ungetüm abgenommen, um zu prüfen, wie es denn nun eigentlich mit meinem Sehvermögen steht. Das hätte ich jedoch lieber nicht tun sollen, weil ich hinterher ganz schön geschockt war, auf einmal diesen Kirchturm nicht mehr erkennen zu können.

Bei der Visite am nächsten Tag hab' ich dann auch dementsprechend sauer reagiert, aber Dr. Hövener hat mir glaubhaft versichert, daß meine Bedenken am Erfolg der Lichtkoagulation völlig unbegründet wären. Die Narbenbildung würde gute Fortschritte machen, und ich könnte später auch wieder bedeutend besser sehen.

Jetzt merke ich also, daß er recht gehabt hat, und könnte vor lauter Freude die ganze Welt umarmen! Eine ganz neue Erfahrung war für mich ja auch diese Vollnarkose, so etwas wurde mir bisher noch nie verpaßt. Ist jedoch gar nicht unangenehm - im Gegenteil . . . Vormittags hatten meine beiden Bettnachbarinnen gleich etwas zu lachen, weil ich das neckische OP-Nachthemd aus Versehen verkehrt herum angezogen habe - das Dekolleté war dann aber doch etwas zu freizügig! Schon allein die Beruhigungsspritze hat mich so eingelullt, daß ich nur noch am Rande mitgekriegt habe, wie man mich in den OP im sechsten Stock bringt. Und die Narkose war dann außer diesem kleinen Stich in den Handrücken nur noch ein wohliges Hinübergleiten in andere Sphären. Von der Lichtkoagulation selbst habe ich nicht das geringste mitgekriegt und noch sehr lange danach geschlafen wie ein Murmeltier. Selbst mein Zucker hat sich die ganze Zeit über erstaunlich gut gehalten, aber hier gibt es für Leute, die höchstens mal ein bißchen den Flur entlangtappen dürfen, ja auch kaum eine Möglichkeit zum "Sündigen" . . .

Eine Sache finde ich allerdings etwas ärgerlich: Man kommt sich hier manchmal vor wie im Zoo! Irgendwie scheint mein Fall äußerst interessant zu sein - na ja, die Laserbehandlung ist ja auch noch recht neu. Jedenfalls stehen in der letzten Zeit fast jeden Tag ganze Pulks von wißbegierigen Studenten an meinem Bett, die alle "nur mal ganz kurz" meinen Augenhintergrund spiegeln wollen (so einen tollen haben die wahrscheinlich noch nie gesehen!!). Ist jedoch reichlich anstrengend, dieses ständige Nach-rechts-oben- oder Links-zur-Seite-Blicken, und für die Anzahl der Bewegungen hätte ich mir wahrscheinlich schon längst einen kompletten Fernsehfilm anschauen können. Aber was soll's, ich werde sowieso demnächst entlassen. Was mir vom Optischen her allerdings noch etwas Sorge bereitet, ist, daß mir vor der Operation die Wimpern am rechten Auge alle abgeschnitten wurden. So ein "Kahlschlag" sieht jetzt natürlich beknackt aus, aber die werden ja hoffentlich bald wieder nachwachsen. Doch wie dem auch sei - das wichtigste ist auf jeden Fall, daß diese Art von Behandlungsmethode bei mir angeschlagen hat, ein paar Monate später wäre es bestimmt zu spät gewesen . . .

Als wäre nichts geschehen

Das einzige, was mich noch an diese blöde Augengeschichte erinnert, ist alle drei Monate eine Kontroll-Untersuchung im Klinikum. Die ersten beiden Male hatte ich ziemlich Angst, daß sich in der Zwischenzeit etwas negativ verändert haben könnte, aber Prof. Hager ist vom Erfolg seiner Lichtkoagulation immer so angetan, daß dieser Weg dorthin nun auch für mich fast reine Routine geworden ist.

Ansonsten hat sich bei mir schon etwas verändert, das jedoch bestimmt nicht im negativen Sinn. Es ist nur mein Nachname - wir haben uns nämlich vor vier Monaten dem Druck unserer Vermieterin gebeugt und geheiratet!

Eigentlich war die gesamte Hochzeit nicht sehr aufregend, aber schließlich ist es bei mir bereits das zweite Mal, ich scheine langsam Übung zu bekommen ... Am liebsten hätte ich ja in Jeans geheiratet, so wie das gerade alle machen, die nicht so spießbürgerlich sein wollen. Doch Gerd fand diese Idee wohl wegen seiner Eltern nicht so gut und hat sich deshalb lieber in einen schwarzen Anzug gezwängt. (In meinem superkurzen Minikleid und dem großen Schlapphut hab' ich mich auch ganz wohl gefühlt!) Das "Festessen" erfolgte nach der Trauung bei Wertheim in Steglitz. Natürlich nicht in der Imbiß-Abteilung im Tiefgeschoß, sondern im Restaurant des dritten Stockes. Aber immerhin, ein Gag war es doch, die vornehm gekleidete Hochzeitsgesellschaft erst mal auf der Rolltreppe quer durchs ganze Kaufhaus zu scheuchen . . . Vor allen Dingen Mutti, der ja nichts stilvoll und vornehm genug sein kann, hat bei unserer "Überraschung" wohl mehr gute

Miene zum bösen Spiel gemacht. Aber selbst sie war letztendlich doch wieder versöhnt, weil der Koch ein absolut tolles Menü hingezaubert hat. Leider viele Leckereien, an denen ich einfach nicht vorbeikomme ... Zum Nachtisch wurde eine riesige Eisbombe aufgefahren, und beim Kaffeetrinken konnte ich mich bei der Erdbeertorte ebenfalls nicht zurückhalten. Was mir dann in den folgenden Stunden von Schwager Manfred mit hinterhältigem Grinsen die anzügliche Bemerkung "Du mußt dir in dem kurzen Kleid ja ganz schön die Blase erkältet haben" eingebracht hat! Klar, ein witziger Spruch sollte das sein - ein Beweis dafür, daß mich da einer durchschaut hat, und ich habe ja auch prompt darüber gelacht. Aber hinterher war es mit meiner guten Laune irgendwie vorbei.

Hatte ich nicht noch vor kurzem diese furchtbare Angst, blind zu werden? Habe ich mir in der letzten Zeit nicht mehr als einmal geschworen, mich mehr zusammenzureißen, nicht ständig irgendwelche Süßigkeiten in mich hineinzufuttern? Natürlich ist so eine Hochzeit (und noch dazu meine eigene!) ein ganz besonderer Tag, da darf man schon mal "über die Stränge schlagen". Aber suche ich nicht permanent nach außergewöhnlichen Gelegenheiten?

Und hinterher kommt dann immer dieses verdammte schlechte Gewissen, was mich manchmal überschwemmt wie eine riesengroße schwarze Woge, die alles wieder aufreißt, was ich vorher so geschickt verdrängt habe.

Manchmal wünsche ich mir direkt, sie würde weh tun, diese Krankheit. Sie würde mir zum Beispiel wahnsinnige Kopfschmerzen verursachen, nachdem ich mal wieder eine ganze Flasche Cola in mich hineingeschüttet habe, oder vielleicht schwere Magenkrämpfe nach einem Stück Käsetorte. Dann wäre mein Appetit auf all dieses unerlaubte Zeug wahrscheinlich längst nicht mehr so groß!

In Gerds Beisein versuche ich ja, mich so gut es geht zusammenzunehmen. Trotzdem hat er noch Grund genug, sich darüber zu wundern, was ich als Diabetikerin alles in mich hineinstopfe (seine Eltern scheinen in dieser Hinsicht doch etwas vernünftiger zu sein). Die Tragweite meines Handelns kann er Gott sei Dank gar nicht richtig überblicken - das Thema "Spätschäden" vermeide ich allerdings auch wie die Katze den heißen Brei . . . Bin inzwischen in meiner Tarnung fast perfekt geworden und scheue nicht einmal davor zurück, den heimlich verschlungenen Kuchen nach ungefähr zehn Minuten wieder auszukotzen, damit die Werte nicht ins Unermeßliche steigen und ich keinen Hängebauch bekomme. Eine Prozedur, die mir jedoch mein Magen sicher irgendwann schwer übelnehmen wird!

Der einzige, der von alledem überhaupt nichts mitkriegt, ist mein Hausarzt, denn zwei Tage vor dem nahenden Blutzucker-Tagesprofil reiße ich mich tatsächlich am Riemen, die Werte sind dann dementsprechend annehmbar. Und seit ich diesen Trick, Depotinsulin dazuzuspritzen, anwende, muß ich wenigstens nicht den ganzen Tag mit so hohen Werten herumlaufen. (Was aber manchmal leider zur Folge hat, daß ich mich mit der Dosis verschätze und es mir danach erst recht dreckig geht . . .). Doktor Dölling hat mir zwar zur besseren Kontrolle diese praktischen "Endlos"-Urin-Teststreifen von der Rolle verschrieben, doch damit läßt sich nicht besonders viel anfangen: Werden sie dunkelgrün, dann weiß ich, daß ich sehr hoch liege (das merke ich aber auch ohne Streifen!). Bleiben sie jedoch gelb, dann bedeutet das nur, daß ich unter 160 mg% liegen muß, weil meine Nieren erwiesenermaßen erst ab diesem Wert Zucker "ausschwemmen". Ich könnte also genausogut auch nur 40 mg% haben und das - trotz Urintest - wieder mal zu spät mitkriegen.

Aber wie dem auch sei - es ist zwar angenehmer, wenn eine Krankheit zumindest keine körperlichen Schmerzen bereitet (die seelischen sind schon schlimm genug ...), doch man wird dadurch auch viel mehr zum Verdrängen verleitet. Werde ich tatsächlich nur dreißig wie Frau Scheuenpflug? Dann ist es sicher nicht schlecht, diese restlichen acht Jahre so zu tun, als wäre nichts geschehen!

Das Selbstbewußtsein wächst an seiner Aufgabe

Was so ein neues Umfeld doch alles bewirken kann! Nein, ich bin jetzt nicht mehr das kleine dumme Mädchen aus Franken, welches gerade mal zum Schmalzstullenschmieren taugt und ansonsten bei einer Diskussion keinen Ton herausbringt. Inzwischen kommen mir Begriffe wie "antiautoritäre Strukturen", "Antizipation und Verhaltensänderung" oder das "klassenspezifische Verhalten zweier Gruppen" spielend leicht über die Lippen. Ich kann mich auch stundenlang über das Prinzip Summerhill oder das Praxisverständnis antikapitalistischer Jugendarbeit unterhalten.

Es fing alles damit an, daß mich Ludwig aus dem Nachbarhaus eines Tages gefragt hat, ob ich nicht Lust hätte, als Teamerin in einem Pfadfinderlager mitzumachen. Meiner Abneigung gegen so blöde Uniformen konnte er sofort entgegnen, daß der BDP sogar aus dem Weltpfadfinderbund rausgeflogen wäre, weil die sich eben auch geweigert hätten, ständig ihre Kluft zu tragen. Das hörte sich schon recht gut an, und die Information, daß dieses Team in etwa die gleiche Konzeption hätte wie die Falken, hat mich dann restlos überzeugt. Deren Feriencamps waren nämlich für die Springer-Presse meistens ein gefundenes Fressen, und ich dachte mir, wenn es beim BDP nur halb so viele "Exzesse" geben würde, dann müßte das ein ganz lustiger Haufen sein. (Und ich könnte außerdem noch bei Gerd und unseren Freunden etwas mehr Eindruck machen . . .)

Die Leute dort haben mich unheimlich gut aufgenommen! Die meisten von ihnen sind Studenten, und etliche wollen Lehrer werden - da kam ich mir anfänglich als Fabrikarbeiterin schon etwas komisch vor. Doch sie ließen mich diesen Unterschied nie spüren. Ich konnte jederzeit etwas nachfragen, ohne schief angeschaut zu werden, und machte anscheinend durch mein Gitarrespielen vieles wieder wett. Da mußte ich dann immer abends beim gemütlichen Teil loslegen, und alle haben begeistert mitgesungen.

Diese Schulungen einmal im Monat waren zwar ganz schön anstrengend, aber sie haben mir auch sehr viel gebracht. Es wurden unter Anleitung von Psychologen Rollenspiele durchgeführt, Konfliktkataloge ausgearbeitet oder Planspiele vorbereitet. Außerdem war die Art des Zusammenseins für mich völlig neu und aufregend: Da gab es keine getrennten Schlafsäle, und auch die Duschen wurden von allen gemeinsam benutzt. Nur eine kleine Überwindung, nur ein kurzer Moment der Scham - und schon war ich mittendrin in all den Wasserschlachten und dem Gekichere!

Bei so viel Intimität hätte es auch gar keinen Sinn gehabt, mir meine Spritze heimlich auf dem Klo zu geben oder den Diabetes etwa ganz zu verschweigen. Es hat sich auch gar keiner daran gestört. Im Gegenteil, die wollten genauestens wissen, was da eigentlich bei mir abläuft und wie sie sich im Notfall verhalten müssen.

Das "Jugendcamp 70" auf dem Dörnberg bei Kassel war dann auch ein großer Erfolg und für mich obendrein eine sehr wichtige Erfahrung. Die Erfahrung nämlich, zum ersten Mal mit Kindern zu arbeiten und meine ganzen theoretischen Kenntnisse nun endlich in die Praxis umsetzen zu können. Zugegeben, die "lieben Kleinen" entpuppten sich zwischendurch als absolute Scheusäler - Grund genug, um in diesen Augenblicken die gesamte antiautoritäre Erziehung zum Teufel zu wünschen -, und die Zelte drohten nach den Regenfällen der ersten Woche langsam wegzuschwimmen. Ansonsten war es jedoch eine absolut schöne Zeit, und das Gefühl, von den Teamern und Kindern voll akzeptiert zu werden, hat mich richtig froh gestimmt. Deshalb wollte ich hinterher den Kontakt zu den "Kids" auch nicht so einfach abbrechen, sondern habe statt dessen eine feste Gruppe übernommen.

☆

In diesem Sommer ging es nach England, genauer gesagt nach Südwales. Eine spannende Sache, mein allererster Flug! Ich hatte mich kurzfristig entschlossen, diesmal im "C-Lager" die Betreuung zu übernehmen, weil ich herausfinden wollte, ob mir das Zusammensein mit 14- bis 16jährigen genausoviel Spaß macht.

So eine Freizeit mit Jugendlichen ist mit einer Kinderfreizeit überhaupt nicht zu vergleichen! Ich bin psychisch wie auch physisch diesmal noch viel mehr gefordert worden als im letzten Jahr, und mancher unserer Freunde wird insgeheim sicher denken, daß ich ganz schön spinnen muß, meinen kostbaren Jahresurlaub mit einem Haufen verzogener Gören zu verbringen. Und das lediglich für freie Unterkunft in windschiefen Zelten und einer manchmal etwas mißratenen Verpflegung (mißraten deshalb, weil ja nicht jeder Betreuer gleich gut kochen kann). Wenn so einer dann mit den Teilnehmern aus "seinem" Zelt an die Reihe kommt und von denen auch noch nie jemand einen Kochlöffel in der Hand hatte, dann sind die Ergebnisse dieser Teamarbeit eben manchmal etwas unbefriedigend . . .

Was meinen Diabetes betrifft, so haben solche Pannen bei mir natürlich ganz besonders ihre Spuren hinterlassen. Sei es nun, daß das warme Abendessen erst eine Stunde später als großmäulig angekündigt fertig war (seltsamerweise habe ich es nie geschafft, mir dann vorher irgend etwas anderes zu organisieren, sondern immer erst im letzten Moment zum Traubenzucker gegriffen). Oder daß die original italienische Mahlzeit auf den großen Propangaskochern zwar ausnahmsweise mal rechtzeitig gar war, daß aber dafür die Spaghettis völlig ungenießbar auf den Tisch kamen, weil sie der Einfachheit halber gleich in kaltem Wasser aufgesetzt wurden . . . Die neue Brotlieferung gab es in so einem Fall natürlich erst am nächsten Morgen, und dann halfen bloß noch ein paar Löffel Erdbeermarmelade, die ich zusammen mit geriebenem Käse und etwas verpfefferter Fleischsoße in mich hineingeschlungen habe.

Eine große Umstellung war für mich auch die Nachtwache (ein sehr wichtiges Relikt aus alten Pfadfinderkreisen). Da sitzen zwei Leute die ganze Nacht am Lagerfeuer und passen auf, daß z. B. das Küchenzelt nicht "geplündert" wird oder daß keiner auf die Idee kommt, aus sämtlichen Zelten die Heringe rauszuziehen. Wenn ich schlafe, verspüre ich ja normalerweise keinen Hunger, aber in solch langen Nächten vertreibt man sich die Zeit ganz gerne mit am Feuer gerösteten Kartoffeln oder Weißbrotscheiben, und die haben mir natürlich nicht gerade gutgetan.

Die Fortsetzung dieser “Fehltritte” war dann immer der nächste Morgen, wo ich ja eigentlich spätestens um 8.30 Uhr gespritzt und gegessen haben sollte. Aber in Situationen wie dieser bin ich sofort nach Beendigung der Nachtwache um 6 Uhr in einen absoluten Tiefschlaf gefallen und erst Stunden später durch meine volle Blase geweckt worden. (Hab' mich ja wirklich bemüht und sogar den Wecker gestellt, doch sein Klingeln ist leider nie bis zu meinem Bewußtsein vorgedrungen . . .).

Trotz aller Schwierigkeiten waren das vier ganz tolle Wochen, und ich bin glücklich, endlich eine Aufgabe gefunden zu haben, die mir Spaß macht und mich auch gleichzeitig in meiner Entwicklung weiterbringt.

Am Anfang hatte ich schon Bedenken, daß Gerd wegen meiner zahlreichen Termine und Wochenendaktivitäten langsam sauer werden könnte. Aber schließlich ist er mit der Juso-Arbeit und seinen APO-Leuten auch ziemlich eingespannt, und manchmal habe ich direkt das Gefühl, daß er ganz froh ist, wenn ich nicht da bin. Dann zieht er sich in unser neu gebautes Hochbett zurück und liest stundenlang über Nordpol-Expeditionen oder Abenteurer, die alleine in der Wildnis überlebt haben. Im nächsten Sommer will er in meinem Zeltlager in Dänemark kurz Zwischenstation machen und von da aus nach Nordschweden trampen. Dort hat er vor, ein ganzes Stück den “Kungsledden” entlang nach Lappland zu wandern. Das ist ein riesiger Nationalpark, in dem die Bären noch frei herumlaufen und man tagelang keine Menschenseele trifft. Um die Verpflegung einigermaßen zu sichern, muß man deshalb kiloweise Konservendosen mit sich herumschleppen, was selbst für mich etwas zu anstrengend werden dürfte - da sind mir meine "Pfadfinder" schon lieber! Eifersüchtig scheint Gerd nicht gerade zu sein. Na ja, eigentlich hat er auch gar keinen Grund dazu, aber er könnte sich doch zumindest ein bißchen Gedanken machen ... Da ist nämlich Georg, ein sehr lieber Teamer, der ebenfalls schon seit zwei Jahren die Kinder im "A-Lager" betreut. Ein bißchen schüchtern vielleicht, aber das gefällt mir gerade gut an ihm, und so hat sich in der letzten Zeit auch neben unserer gemeinsamen Arbeit eine recht schöne Beziehung entwickelt. Keine "Love-Story", sondern reine Kumpanei. Durch ihn lerne ich vor allen Dingen die Berliner Folklore-Szene richtig kennen, neulich hab ich zum ersten Mal den Hannes Wader live im Steve-Club gehört! Und er war es auch, der mich dazu motiviert hat, beim Talentwettbewerb für ein neues Musical des "Hair-Ensembles" mitzumachen. Ich kann es immer noch kaum fassen, daß ich es mit meinem "House of the rising sun" tatsächlich geschafft habe, in die Endausscheidung zu kommen. Leider hat das Theater kurz darauf Pleite gemacht, doch so im nachhinein wären diese ständigen Proben und Aufführungen wohl auch zu stressig und nicht gerade sehr ehefreundlich gewesen. Auf jeden Fall hat auch dieser Erfolg sehr zur Förderung meines Selbstbewußtseins mit beigetragen!

Kündigung, na und?

Peng, das war ein glatter Rausschmiß! Gefeuert haben die mich angeblich wegen "Leistungsrückgang", aber ich kann mir schon denken, was da wirklich dahintersteckt. Okay, ich mußte in der letzten Zeit zweimal "die Arbeit niederlegen" (wie es in diesem Jargon trefflicherweise heißt), weil mein Zucker plötzlich so abgesackt ist, daß ich überhaupt nichts mehr gerafft habe, und deshalb vom Vorarbeiter nach Hause geschickt wurde. Die haben bestimmt alle gedacht, ich wäre betrunken, aber wenigstens konnte ich auf dem Flur gerade noch meinen Traubenzucker aufreißen . . .

Doch da war auch noch die Sache mit dem Personalrat: Ich hatte mich vor einiger Zeit in Form einer von mir im Namen aller unterschriebenen Resolution darüber beschwert, daß es im Fabrikgebäude nicht mal heißes Wasser gibt, obwohl wir zum Ineinanderstecken der Antennen ständig mit fetthaltigem Gleitmittel zu tun haben. Und wie sollten wir bitte schön dieses ekelhafte Zeug mit kaltem Wasser wieder richtig wegkriegen? "Wir werden uns ernsthafte Schritte überlegen", habe ich geschrieben, "wenn in dieser Hinsicht nicht bald etwas passiert!" Nun, es ist ja etwas geschehen, es war sozusagen ein echter Erfolg: Kurze Zeit später wurden überall Heißwasserboiler installiert, und ich bin meinen Job los . . .

Wahrscheinlich hat es denen von der Betriebsleitung auch nicht gepaßt, daß ich während der Pause auf der Gitarre des öfteren Arbeiterlieder gespielt habe. Und meine Diskussionen, die ich über den Sinn oder Unsinn der Springer-Presse oder die absolute Unterbezahlung von uns Frauen angezettelt habe, waren in ihren Ohren für die Arbeitsmoral sicher ebenfalls nicht gerade förderlich. Vielleicht hätten ja auch lieber ALLE unterschreiben sollen?? Wie dem auch sei, es hat im nachhinein keinen Sinn mehr, sich darüber zu ärgern. Schließlich wollte ich ja sowieso nicht den Rest meines Lebens in einer miefigen Fabrikbude zubringen, ich werde schon etwas Neues finden!

Diese Kündigung erfolgte zeitlich eigentlich recht günstig, denn es passierte genau am Anfang von Gerds Semesterferien. Deshalb haben wir den "Zwangsurlaub" auch als Wink des Schicksals angesehen - nämlich nicht sofort einen neuen Arbeitsplatz zu suchen, sondern erst mal eine ganz tolle Wanderung entlang des Schwarzwald-Höhenweges von Pforzheim nach Basel zu machen. Ich schätze, daß Gerd damit gleichzeitig die nötige Kondition für seine Nordlandtour erreichen wollte, denn er hat mich ziemlich durch die Gegend gescheucht. Wenn ich an all die schweren Konservendosen denke, die wir im Rucksack mitgeschleppt haben, weil wir zum Einkaufen nicht immer extra ins Tal absteigen wollten, tut mir jetzt noch der Rücken weh - schlimmer kann es auf dem "Kungsledden" auch nicht werden ... Außerdem ist kaum ein Tag vergangen, an dem ich nicht gewaltig Unterzucker bekommen hätte, obwohl ich bestimmt die Hälfte mehr gegessen habe als sonst. Vielleicht sollte ich da endlich mal etwas draus lernen, denn es ist immer die gleiche Situation: Eigentlich merke ich es ja noch rechtzeitig, wie ich zuckermäßig langsam absacke und dringend eine Eßpause bräuchte. Aber bloß keine Schwäche zeigen - dann schon lieber während des Gehens etwas Süßes hineinschlingen, was dann trotzdem nicht mehr rechtzeitig wirkt ... Gerd bekommt in solchen Fällen zuerst immer Angst, wenn ich anfange, so komisch herumzutorkeln, und meine Augen ganz glasig werden. Doch hinterher, nachdem er mir dann mühsam eine Cola eingeflößt hat, wird er natürlich wütend, weil ich wieder mal nicht früh genug Bescheid gesagt habe. Und ich kann diese Wut auch verstehen, denn ich gehe in diesem Fall ja weder mit mir noch mit anderen gut um, wenn ich meine Schwächen nicht zugeben kann. Habe mir deshalb fest vorgenommen, daß sich das in Zukunft ändern wird! Ansonsten waren diese drei Wochen wirklich schön. Es sind uns unterwegs kaum Leute begegnet, und wir hatten die Schutzhütten meistens ganz für uns allein. (Vielleicht lag es daran, daß sie sehr spartanisch eingerichtet sind - man muß mit dem Schlafsack eben auf den harten Holzbänken nächtigen, und zum Waschen gibt es nur eine eiskalte Quelle.) Doch ich möchte so einen Platz auf keinen Fall mit einer Hotelanlage inmitten laut grölender Massen am Strand der Costa Brava eintauschen!

☆

Nach dieser Wanderung und dem darauffolgenden Ferienlager in Dänemark mußte ich mich ernsthaft um eine neue Arbeitsstelle bemühen, weil man allein von Gerds lausigem Bafög und dem "Zubrot" unserer Erzeuger auf die Dauer keine großen Sprünge machen kann. Daß ich auf keinen Fall mehr in eine Fabrik wollte, war mir völlig klar, und deshalb ist mir auch sofort die Anzeige ins Auge gesprungen, in der "eine liebe Tagesmutter für drei verzogene Gören" gesucht wurde. In die Kategorie "lieb" passe ich meiner Meinung nach ja sowieso, und Erfahrung mit verzogenen

Gören kann ich ebenfalls vorweisen. Das müssen wohl auch die Verfasser dieses Inserates gemerkt haben, denn ich wurde sofort genommen, es war auf beiden Seiten "Liebe auf den ersten Blick"! Jetzt versorge ich also Max, Sabine und Kolja, sobald sie aus der Schule kommen, in ihrem tollen Haus in Zehlendorf. Wir essen dann gemeinsam, ich helfe ihnen bei den Schularbeiten, und danach toben wir durch den Garten. Wenn zwischendurch noch Zeit ist, erledige ich den Abwasch oder schmeiße auch schon mal die Waschmaschine an, das jedoch ganz freiwillig - eigentlich muß ich wirklich nur die Kinder betreuen. Es ist ein unheimlich gutes Gefühl, etwas total selbständig tun zu können, ohne daß einem dauernd so ein komischer Vorarbeiter im Nacken sitzt . . . Und vor allen Dingen, ohne daß ich meinen Diabetes ständig verheimlichen muß, das wurde damals auf die Dauer ganz schön anstrengend! Ungeahnte Vorteile hat es für mich auch, daß Jürgen und Katja beide Dozenten an der Uni sind. Das bedeutet, daß sie während der Semesterferien genügend Zeit haben, auf ihre Sprößlinge selbst aufzupassen - und ich dann automatisch ebenfalls so lange Urlaub habe. Natürlich werde ich während dieser Zeit auch nichts verdienen, aber wir kommen schon irgendwie über die Runden, das hat ja die Wochen zuvor auch geklappt. Außerdem bekomme ich pro Stunde stolze 8 DM, das ist immerhin mehr als das Doppelte von meinem vorherigen "Spitzenlohn"!

☆

Gestern hat sich etwas Tolles ereignet! Ich war mit Georg im Jugendheim bei einem Konzert von Peter

Keiler - das ist so ein Liedermacher, der sehr gute politische Balladen bringt. Während der Pause hat er seine Gitarre einfach neben dem Stuhl stehen gelassen und anscheinend auch nichts dagegen gehabt, daß ein paar Leute darauf herumspielen. Nach den aufmunternden Seitenhieben von Georg hab' ich dann meine Scheu überwunden und ebenfalls etwas zum besten gegeben. Bei diesem gängigen Protestsong von Joan Baez wurde es plötzlich ganz ruhig im Raum, und danach gab es großen Applaus, am lautesten von Peter. Der hat dann auch die anderen gefragt, ob sie noch mehr von mir hören wollen. So kam es, daß wir die zweite Hälfte des Abends abwechselnd gespielt haben!

Nach dem Konzert wollte er mich unbedingt noch mit ins "GO IN" schleppen, um mich dort dem Typen vorzustellen, der für die Programmauswahl zuständig ist. Dieser Joe war, glaube ich, ganz erbaut davon, unter all den Musikern auch mal ein weibliches Wesen vorzufinden, und ich sollte deshalb noch am gleichen Abend hören lassen, was ich musikalisch so zu bieten hätte ... Eine halbe Stunde später stand ich dann, mit Peters Gitarre ausgerüstet, auf der kleinen Bühne. Hatte vor lauter Aufregung eine ganz trockene Kehle, aber wahrscheinlich war auch mein Zucker dementsprechend hoch. Doch dann ging alles erstaunlich glatt, Joe hat mich richtig nett angesagt, und nach dem ersten Lied spürte ich schon kein Lampenfieber mehr. Natürlich ist es ein großer Unterschied, ob man im kleineren Kreis vor Freunden spielt oder auf einer richtigen Bühne steht und das Lokal gerammelt voll ist. Aber durch den ganzen Rauch hindurch konnte ich vom Publikum sowieso nicht viel wahrnehmen -

wichtig war für mich nur der Beifall hinterher, und demnach scheinen die Leute meine Sachen gemocht zu haben. Jedenfalls hat Joe für den nächsten Monat bereits sechs feste Termine mit mir ausgemacht, für die ich pro Auftritt 10 DM und zwei Freigetränke bekomme. Das finde ich zwar etwas mickrig, doch mein "Manager" Peter hat mir erklärt, daß so Neulinge wie ich am Anfang nie mehr bekommen. Bei Hannes Wader zum Beispiel, bei Reinhard May oder bei ihm würde Joe schon einen Fünfzigmarkschein drauflegen, aber ansonsten sollte man es sich einfach zur Ehre anrechnen, in solch einem renommierten Laden überhaupt spielen zu dürfen. Okay, ich werde mich in diesem Gefühl sonnen . . .

Kinderkriegen unerwünscht!

In der letzten Zeit stelle ich mir immer häufiger die Frage, ob es wirklich so eine gute Lösung ist, ständig diese Antibabypille einzunehmen. Da stopfe ich nun seit fast neun Jahren so ein Medikament in mich hinein, von dem ich absolut nicht weiß, ob es nicht vielleicht zehn Jahre später bei mir Krebs erzeugen wird . . . Die Forschung auf diesem Gebiet dauert einfach noch nicht lange genug an, um darüber etwas Definitives sagen zu können!

Ich hab' schon einmal einen Versuch gestartet, die Pille abzusetzen, und mir statt dessen ein Scheidenpessar einsetzen lassen. Aber leider hat das Ding dauernd Entzündungen hervorgerufen, und meine Lust, mit Gerd zu schlafen, war wegen der Schmerzen natürlich nicht allzu groß. Daraufhin hing bei uns der Haussegen ziemlich schief, und ich hab' es deshalb schleunigst wieder entfernen lassen und bin reumütig zur Pille zurückgekehrt. Dann haben wir uns mal spaßeshalber eine Packung Kondome angeschafft, aber damit kann ich mich nun überhaupt nicht anfreunden, das Zeug faßt sich schon so komisch an und reizt mich eher zum Lachen . . . Doch was bleibt dann überhaupt noch für eine Möglichkeit? Vielleicht einfach mal gar nichts dagegen tun und warten, was dann passiert??

Vergangenen Montag habe ich mich nun doch noch mal zu einem Frauenarztbesuch aufgerafft. Neues Quartal - neues Glück! Aber auch dieser Doktor Winterfeld, der mir von einer Freundin so wärmstens empfohlen wurde, hat mir das gleiche erzählt wie schon alle anderen zuvor. Also auch er findet schon allein den Gedanken, als Diabetikerin ein Kind in die Welt setzen zu wollen, völlig verantwortungslos. Und die Geschichte mit den Wasserköpfen von den meisten Babys zuckerkranker Mütter sowie der erhöhten Sterblichkeitsrate bei beiden mußte ich mir ebenfalls noch einmal anhören.

Darüber hinaus hatte er allerdings auch eine für mich völlig neue Idee auf Lager: Wenn ich mit den herkömmlichen Verhütungsmitteln nicht klarkommen würde, dann sollte ich doch mal ernsthaft eine Sterilisation in Erwägung ziehen!

Zuerst war ich völlig entsetzt, weil ich automatisch daran gedacht habe, hinterher vielleicht keine "richtige" Frau mehr zu sein. Steril - was für ein häßliches Wort! Tausend Gedanken sind mir in diesem Moment durch den Kopf geschossen. Sterilisiert, das klingt schon fast so wie "geschlechtslos"! Kann ich dann überhaupt noch wie eine normale Frau empfinden, und wie wirkt sich so etwas auf meinen Zucker aus?

Nachdem der Anfangsschock überwunden war, hab' ich ihn erst mal ausgequetscht wie eine Zitrone. War richtig erstaunt, wie geduldig er all meine Fragen beantwortet hat. Zum Schluß meinte er noch, dies sei natürlich eine Entscheidung, die reiflicher Überlegung bedarf. Deshalb sollte ich mir das alles noch einmal in Ruhe durch den Kopf gehen lassen und danach ausführlich mit meinem Mann darüber sprechen.

Na ja, so im nachhinein hat dieser Dr. Winterfeld schon recht: Wenn ich aus gesundheitlichen Gründen tatsächlich keine Kinder kriegen sollte, die Pille nicht mehr schlucken will, aber mir auch die anderen Möglichkeiten nicht behagen - dann kommt ja wirklich nur noch diese Lösung in Frage! (Oder sollten wir in Zukunft vielleicht lieber enthaltsam leben??)

☆

Daß Gerd den Bericht über meinen Gynäkologen-Besuch nicht gerade hocherfreut auffassen würde, war mir schon vorher klar. Deshalb hätte ich mit einer enttäuschten oder sogar ärgerlichen Reaktion sicher einigermaßen umgehen können. (Schließlich ist so ein Eingriff etwas Endgültiges, und diese Tatsache macht ja auch mir Angst. Für ihn bedeutet es außerdem, daß er seinen Traum, mit mir vielleicht doch noch irgendwann ein Kind zu bekommen, jetzt für immer begraben muß.)

Seine Art, sich auszudrücken, war jedoch eher (selbst-)mitleidig und resigniert, deshalb hat mich schon allein sein Gesichtsausdruck verunsichert ...

Ob ER sich denn nicht sterilisieren lassen möchte, habe ich dann Gerd gefragt. Das wäre doch viel unkomplizierter und auch ungefährlicher, man könnte es sogar ohne Vollnarkose machen. Aber dieses Ansinnen hat er sofort entrüstet abgelehnt, und zwar mit der Begründung, daß das für ihn psychisch gesehen völlig untragbar wäre. Er hätte hinterher garantiert Potenzprobleme, weil er wahrscheinlich ständig daran denken müßte, nicht mehr zeugungsfähig zu sein.

So einfach ist das also! Den Männern würde solch ein Eingriff auf die Psyche gehen, deshalb ist er für sie selbstverständlich unzumutbar. Wir Frauen kommen in puncto Unannehmlichkeiten ja erst gar nicht aus der Übung! Wenn ich da bloß an diese blöde Periode denke, die mehr oder weniger regelmäßig jeden Monat fünf Tage lang mich und meinen Zucker total durcheinanderbringt! Oder was geschieht mit uns, wenn wir unsere hochschwangeren Kugelbäuche monatelang stolz vor uns herwälzen, um dann - zwar schreiend, aber trotzdem glücklich - die Schmerzen der Geburt zu ertragen? Warum also sollten wir dann nicht auch noch diese Art von Schmerz über uns ergehen lassen??

Aber trotz meines Ärgers über Gerds Verhalten muß ich gerechterweise zugeben, daß ich bei dieser Sache gar nicht so schlecht abschneide, denn das Problem "Verhütung" ist für mich dadurch ja ein für allemal gelöst. Selbst wenn ich es wagen würde, einen meiner bisher allerdings rein theoretischen Seitensprünge plötzlich zu realisieren oder wenn sich unsere Wege völlig trennen würden, könnte ich zumindest in diesem Bereich völlig sorglos sein.

Und dann sollte ich vielleicht mal ergründen, ob es mir im Innersten meines Herzens wirklich soviel ausmacht, daß ich keine Kinder kriegen darf!

Als ich noch mit Chris zusammen war, hatte ich sehr häufig diese Phantasie, von ihm ein Kind zu bekommen. Ein kerngesunder, pfiffiger Junge mit Lockenkopf und einer Vorliebe für Latzhosen, karierte Flanellhemden und Eierpfannkuchen sollte es sein . . . Doch das waren eben die etwas naiven Träume einer Siebzehnjährigen, bei Burkhard war davon schon nicht mehr viel zu spüren. Und heute würde ich es mir wirklich sehr reiflich überlegen, ob das Kinderkriegen in dieser atomverseuchten, kinderfeindlichen Welt überhaupt noch sinnvoll ist. Außerdem stecken da zugegebenermaßen auch noch rein egoistische Erwägungen dahinter: Erstens habe ich generell Angst vor einer Geburt, schon das Stadium der Wehen würde mich in Panik versetzen. Und zweitens kann man mit einem Baby im Arm sicher keine vernünftigen Reisen mehr unternehmen, und wenn man nicht gerade einen geduldigen Babysitter an der Hand hat, ist ja nicht einmal mehr an ein gemeinsames Ausgehen zu denken.

Aber wie dem auch sei - ich möchte am liebsten ganz locker sagen können, daß wir uns eben aus ganz bestimmten Gründen dazu entschlossen hätten, **kein** Kind in die Welt zu setzen! Und nicht, daß ich mich notgedrungen sterilisieren lassen mußte, weil ich in Wirklichkeit wegen meiner Krankheit überhaupt keine Kinder kriegen darf . . .

☆

So, nun ist Gott sei Dank alles überstanden, ich habe die zehn Tage Krankenhausaufenthalt auch extra so gelegt, daß Max, Sabine und Kolja gerade Schulferien hatten und deshalb nicht betreut werden mußten.

Seltsam war dieser Eingriff schon - ich wußte zwar, daß da in Vollnarkose ein kleiner Schnitt in der Bauchnabelgegend gemacht wird, aber daß die vorher meinen Bauch total mit Gas auftreiben, hat mir kein Mensch gesagt. Ich bin jedenfalls nach der Narkose mit einem absoluten Kugelbauch aufgewacht und natürlich dementsprechend erschrocken. Dieses Gas sollte eigentlich innerhalb von zwei Tagen "auf natürlichem Weg" wieder entweichen, aber ich sah erst nach vier Tagen um die Taille wieder halbwegs normal aus . . .

Leider hatten die auf der gynäkologischen Abteilung von Diabetes nicht die geringste Ahnung! Zuerst wurde zum Beispiel mein Insulin trotz heftigen Protestes vor der Operation um die Hälfte gekürzt, weil der Blutzucker nur bei 120 mg% lag. Und als ich dann nach dem Mittags-Grießbrei erwartungsgemäß über 300 mg% aufzuweisen hatte, haben sie mir so viel Insulin reingedonnert, daß ich ein paar Stunden später natürlich gewaltig am Schocken war. Solche "Spielchen" hat es noch des öfteren gegeben, aber auch von Diät schienen die nicht allzuviel zu halten. Mal gab es drei dicke Scheiben Brot, mal nur zwei dünne, und der Kuchen am Nachmittag war durchaus nicht immer mit Sorbit gebacken - erfreulicherweise hatte man danach wenigstens keinen Durchfall!

Aber wehe, der Zucker war aus diesen oder anderen Gründen hoch! Dann hieß es sofort: "Es scheint, die Patientin hat sich wieder einmal nicht an die Diätvorschriften gehalten." Gespritzt wurde (meistens erst fünf Minuten vor dem Frühstück) prinzipiell nur von der Schwester. Mir wurde es ausdrücklich verboten, das selbst zu tun. Glücklicherweise gibt es jetzt ja schon seit einiger Zeit diese weitaus kürzeren Kanülen, da hält sich der Schmerz noch in Grenzen - selbst wenn jemand die Spritze so unsensibel in meine zarten Schenkel rammt, wie diese Schwester Gerda es getan hat.

Doch weil ich ja fast ständig damit beschäftigt war, mich über irgend etwas zu ärgern, ist die Zeit wie im Flug vergangen, und jetzt fühle ich mich eigentlich rundherum sehr wohl. Ich spüre Gott sei Dank keinerlei psychische Nachwirkungen (jedenfalls keine, die mir bewußt wären), und mein Spaß an der Sexualität ist auch weiterhin ungetrübt. Selbst Vater und Mutter Ott scheinen sich inzwischen damit abgefunden zu haben, daß von meiner Seite aus keine Enkel mehr zu erwarten sind, aber schließlich gibt es da ja auch noch Schwager Manfred, der mit seiner Freundin sicher sein Bestes versuchen wird . . .

Die einzige, die das eigentlich sehr gelassen hingenommen hat, ist meine Mutter. Ihre große Sorge war lediglich mein Zustand vor, während und nach der Operation, was dem armen Gerd einen Telefonanruf nach dem anderen eingebracht hat. Ansonsten hatte sie jedoch noch nie irgendwelche Großmutter-Ambitionen. Wahrscheinlich läßt sich so ein Status einer "Oma" nicht mit ihrem Künstler-Image in Einklang bringen, und außerdem mag sie sowieso keine Kinder, die versuchen, ihren eigenen Willen durchzusetzen. Hübsch angepaßt müssen sie also sein (wie sie mich damals über die Runden gekriegt hat, ist mir heute noch schleierhaft . . .), aber das hätte ich ihr bei meinem Erziehungsstil ja sowieso nicht bieten können. Deshalb war sie über meinen Entschluß erleichtert und ich wiederum froh, auf diesem Gebiet keine stundenlangen Diskussionen ausfechten zu müssen. Doch dieses Kapitel ist jetzt ja endlich für mich abgeschlossen, und ich werde keinem mehr Rechenschaft schuldig sein!

Eine "hilflose Person"

Habe ich nach langer Zeit mal wieder dieses miese Spielchen gespielt, dem anderen "eins auswischen" zu wollen, oder war das ganze nur ein Versehen??

Da gab es abends eine von diesen Streitereien zwischen Gerd und mir, wie sie zwischendurch des öfteren vorkommen. Deshalb also nichts Außergewöhnliches, aber trotzdem tief genug, um auf beiden Seiten seelische Wunden zu hinterlassen. Und ich habe am nächsten Morgen prompt vergessen, mich zu spritzen! Doch da fängt genau der Punkt an, wo ich mich zu fragen beginne: War es tatsächlich Vergeßlichkeit oder wollte ich - wenn auch unbewußt - diese Situation vielleicht sogar heraufbeschwören? Von meinen zahlreichen Mahlzeiten hab' ich jedenfalls keine einzige ausgelassen und mir sogar noch ein Stück "Frustkuchen" extra gegönnt.

Obwohl mir bereits ziemlich schlecht war, wollte ich so gegen 17 Uhr bei einer guten Freundin vorbeischauen, um mich etwas auszuquatschen. Die Fahrt dorthin ist dann allerdings zu einer regelrechten Horrorvision geworden, und es ist mir unbegreiflich, daß eine Situation wie diese überhaupt passieren kann, obwohl so viele Menschen in der Nähe sind.

Ich habe den Weg zur U-Bahn schon kaum noch geschafft und war deshalb heilfroh, daß gerade noch ein Platz im Abteil frei war. Kurz darauf wurde ich dann plötzlich so müde und bleischwer, daß mein Reaktionsvermögen völlig im Eimer war. Nicht einmal sprechen konnte ich, aber komischerweise hab' ich trotzdem noch alles mitbekommen, was um mich herum passierte. (Ein absolut beklemmendes Gefühl, wenn man darauf jedoch nicht reagieren kann ...) Als erstes bin ich einfach nach rechts weggekippt und hing somit meinem Nachbarn voll auf der Pelle. Der hat mich eigentlich noch einigermaßen liebevoll wieder geradegerückt und meinte nur: "Aber Mädchen, wer wird denn am hellichten Tag so fest schlafen!"

Nach einer Weile muß ich dann nach links gedriftet sein. Es war wohl eine ältere Frau, die mich ziemlich hart weggestoßen hat - nicht ohne vorher noch eine bissige Bemerkung über meinen vermeintlichen Alkoholkonsum losgelassen zu haben ...

Eine Zeitlang saß ich dann - zwischen den beiden gut eingekeilt - in aufrechter Position da. Doch auf einmal fing alles an, sich vor meinen Augen zu drehen, und ich fiel wie ein nasser Sack mitten auf die Plattform. Aber dann ist das schier Unglaubliche passiert: Die ganzen Leute haben mich da einfach so liegen gelassen, für die war jetzt - den Kommentaren nach zu schließen - völlig klar, daß ich rauschgiftsüchtig sein muß. Kein Mensch ist auf die Idee gekommen, in meiner Tasche nach meinem Diabetikerausweis zu suchen! Aber wer weiß denn schon etwas über Diabetes oder andere Krankheiten mit ähnlichen Auswirkungen? Auch auf diesem Gebiet müßte viel mehr aufgeklärt werden! Wenn jemand plötzlich zusammenklappt und noch dazu nicht gerade so gekleidet ist, wie es in den diversen Modejournalen vorgeschrieben wird, dann stempelt man ihn eben der Einfachheit halber zum Rauschgiftsüchtigen oder Alkoholiker ab. Und die eigene Hilflosigkeit wird somit immer deutlicher - doch brauchen solche "Randgruppen" etwa keine Hilfe?? Jedenfalls kam dann an der Endhaltestelle(!) endlich mal jemand auf die Idee, das Bahnhofspersonal zu verständigen, und kurz darauf wurde ich von zwei kräftigen Schaffnern an Armen und Beinen in deren Aufenthaltsraum geschleift. Die waren dann auch so pfiffig, nach irgendwelchen Papieren zu suchen, und als ihnen dabei mein Diabetikerausweis in die Hände fiel, ging alles sehr schnell. Polizei (die bei "hilflos aufgefundenen Personen" immer zur Stelle sein muß) und Feuerwehr trafen fast gleichzeitig ein, und dann wurde ich sofort ins nächstbeste Krankenhaus gekurvt.

Allerdings habe ich dort schon nach zwei Tagen auf eigene Verantwortung wieder die Flucht ergriffen, weil ich es einfach nicht länger ertragen konnte, wie die Ärzte dort mit meinem Zucker umgegangen sind.

Daß man bei einem Einlieferungswert von über 700 mg% nebst schwerem Aceton außer der obligatorischen Kochsalz-Infusion auch eine gewaltige Dosis-Alt-Insulin bekommt, ist mir ja nun inzwischen bekannt. Aber daß der Wert hinterher auf 8(!) mg% abrutschen muß, nach einer (sicher viel zu hohen) Traubenzucker-Injektion wieder auf 548 mg% klettert, um dann nach einer erneuten Alt-Insulin-Dröhnung nochmals bei 12 mg% zu landen, war mir dann der endgültige Beweis, daß ich aus diesem gastlichen Haus besser schleunigst verschwinden sollte . . .

Wahrscheinlich hätte ich von diesen enormen Schwankungen überhaupt nichts erfahren, weil ich ja die ganze Zeit über völlig benebelt war und deshalb nicht viel mitgekriegt habe. Hinterher wurde mir auf meine Nachfragen hin lediglich gesagt, "daß ich ja ganz schöne Sachen gemacht hätte"! Das Wissen um diese ganze Transaktion ist nur der Tatsache zu verdanken, daß der völlig geknickte Gerd bei seinem Besuch eine der Schwestern als alte Schulfreundin wiedererkannt hat, die von da an mit ihren Auskünften um vieles bereitwilliger wurde.

Wenn Gerd nicht gewesen wäre, hätte ich es sicher nicht gewagt, auf meiner Entlassung zu bestehen, weil ja schließlich immer die Ärzte bestimmen, was gemacht wird. Dieser Stationsarzt war auch prompt sehr wütend und meinte, eine Entlassung wäre bei meinem letzten Wert von 240 mg% unverantwortlich - aber ich habe mit meiner Forderung nicht nachgegeben!

Trotzdem spüre ich einen sehr bitteren Nachgeschmack - es ist diese Situation des "Ausgeliefertseins", die mir so Angst macht. Wenn ich mit meinem eigenen Körper manchmal verantwortungslos umgehe, dann ist das schon schlimm genug. Aber ich kann meine Verhaltensweise wenigstens in Frage stellen und gegebenenfalls ändern.

Wenn ich jedoch in einem Krankenhaus lande, in dem die Ärzte von Diabetes keine oder nur wenig Ahnung haben, sieht das leider ganz anders aus. Ich kann mich als Patient weder gegen Fehlentscheidungen wehren noch Verbesserungsvorschläge bringen, weil ich damit ja sofort die Autorität des behandelnden Arztes ankratzen würde . . . Mir bleibt also nichts anderes übrig, als mich entweder schön brav allen Anordnungen zu fügen (und mögen sie noch so konfus erscheinen) oder auf eigene Verantwortung das Weite zu suchen! Ich empfinde jedoch weder das eine noch das andere als eine gute Lösung.

Was ich mir wünschen würde, ist mehr Mitspracherecht bei meiner Diabetes-Behandlung und daß ich meine Laborwerte nicht erst jedem aus der Nase ziehen muß. Wenn die Ärzte (aber auch die Schwestern!)

mich dann nicht obendrein wie ein unmündiges Kind behandeln würden, wäre mein nächster Klinikaufenthalt bestimmt nicht mehr so angstbesetzt!

☆

Da kann man ja wirklich von einer "Ironie des Schicksals" sprechen: Mutti ist seit drei Monaten ebenfalls zuckerkrank! Bei ihren 68 Jahren natürlich ein typischer Alters-Diabetes, sie muß deshalb morgens und abends nur je eine Rastinon schlucken und eben Diät halten. Aber gerade damit kommt sie absolut nicht zurecht.

Nach dieser Schreckensdiagnose bin ich sofort zu ihr hingefahren, um sie etwas aufzumuntern. Habe zwar in der Küche eine BE-Austauschtabelle gesichtet, aber wie viele Broteinheiten sie nun pro Tag essen darf, hat Muttis Hausarzt ihr angeblich nicht gesagt (das hätte allerdings auch gar keinen Sinn, weil sie sich ja doch nicht danach halten würde). Die von mir extra für diesen Anlaß gekaufte Diätwaage steht natürlich unbenutzt im Schrank, denn das Augenmaß meiner alten Dame ist laut ihrer Aussage "perfekter als jede Briefwaage" ... Wenn ich daran denke, wie sie mir als Kind aus meinen Pausenäpfeln regelmäßig einen kleinen Schnitz herausgepult hat - bloß weil das fünf Gramm zu viel waren, werde ich jetzt noch wütend! Und dann die Sache mit ihrer ständigen Sucht nach Kuchen. Als ich da war, hat sie sich eingeschränkt und pro Tag "höchstens" zwei Stückchen gegessen. Doch wieviel ißt sie, wenn ich wieder aus ihrer Sichtweite bin? "Du wirst mir doch nicht vorschreiben wollen, was ich zu essen habe und was nicht", meinte sie. "Es ist schließlich mein eigenes Leben, und dafür bin ganz alleine ich verantwortlich." Das sagt sie also, die mich die ersten dreizehn Jahre meines Diabetiker-Daseins hindurch mit Argusaugen bewacht hat (und es garantiert auch noch weiterhin tun würde, wenn da nicht seit acht Jahren wunderbare 450 Kilometer dazwischen liegen würden).

Sie, die mir durch ihre ständige Angst um mich das Leben so schwer gemacht hat - die mir besonders als Kind fast alles verboten hat, was damals wichtig und schön für mich gewesen wäre . . .

Und jetzt soll ich bei meinen Besuchen mit ansehen, wie sie sich langsam zugrunde richtet und dabei möglichst noch den Mund halten! Diese Situation ist für mich schon allein deshalb untragbar, weil ich bei ihren "Kuchenorgien" natürlich nicht mithalten kann - sonst wäre das, was ich ihr jetzt vorhalte, ja völlig unglaubwürdig. Deshalb muß ich in ihrem Beisein also immer so tun, als wäre ich in puncto Diabetes die Zuverlässigkeit in Person. In Wirklichkeit läuft mir jedoch das Wasser im Mund zusammen, wenn ich sie da mit ihren verdammten Mandelhörnchen oder Kokosmakronen vor mir sitzen sehe, und bei der nächsten Gelegenheit renne ich dann selbst heimlich zum Bäcker . . .

Ich spiele also die "überaus vernünftige Tochter", aber dabei wird mir umso klarer, daß ich damit nicht nur ihr, sondern auch mir etwas vormache und deshalb eigentlich um keinen Deut besser bin als sie selbst!

Was sind schon dreißig Jahre!

Wenn ich so an die Geschichte dieser Frau Scheuenpflug zurückdenke, die damals im Krankenhaus an ihrem Diabetes gestorben ist, als ich gerade zwölf war, dann kann ich diese etwas kindliche Erwägung trotzdem noch sehr gut nachvollziehen: den Gedanken, daß auch ich spätestens mit dreißig sterben würde und deshalb absolut nichts versäumen dürfte. Er hat sich wie ein Leitfaden durch mein ganzes bisheriges Leben gezogen und mich nicht einmal besonders traurig gemacht. Wahrscheinlich habe ich mir sogar eingeredet, daß es fast etwas Selbstverständliches wäre, mit dreißig an Diabetes zu sterben. (Zumindest war das bisher auch immer ein guter Grund, um meine Freßgelüste rechtfertigen zu können . . .)

Diese Erkenntnisse sind mir allerdings nicht alleine gekommen, sondern ich habe sie in der Selbsterfahrungsgruppe gewonnen, an der ich seit ein paar Monaten regelmäßig teilnehme. Gerd kann sich zwar nicht so richtig vorstellen, daß man vor völlig fremden Leuten "seine Seele umkrempeln läßt", aber ich empfinde das ganz anders. Dort trägt eben jeder von uns seine Probleme in die Gruppe, und es hat sich im Lauf der Zeit ein tiefes Vertrauensverhältnis gebildet.

Wir versuchen Schritt für Schritt, uns etwas mehr zu öffnen und auch Gefühle wie Angst, Wut oder Haß zuzulassen. Das hilft mir natürlich sehr, meine Probleme, die den Umgang mit Mutti betreffen, besser in den Griff zu kriegen (und ich bin hier weiß Gott nicht die einzige, die so schlimme Aggressionen gegenüber Vater oder Mutter hat!!!). Über die Schwierigkeiten, mit meinem eigenen Diabetes klarzukommen, wollte ich zuerst überhaupt nicht sprechen, und über meinen erwartet frühzeitigen Tod schon gar nicht. Doch Rudolf, der Therapeut, hat sehr schnell gemerkt, was mit mir los ist, und mich daraufhin auch dementsprechend provoziert. Seinen sehr direkten Fragen konnte ich einfach nicht länger ausweichen, und plötzlich war auch das Bedürfnis da, mir alles von der Seele zu reden. Dieser Schritt hat bei den anderen große Betroffenheit ausgelöst, das habe ich deutlich gespürt. Aber da war auch echte Anteilnahme, und das hat mir wiederum sehr gutgetan.

In all den Gesprächen ist mir klar geworden, daß dieser bereits als Kind schon "vorprogrammierte" Tod auch eine gute Tarnung ist, um meine eindeutig vorhandenen Ängste vor den Spätschäden besser verdrängen zu können. In solcher Phantasie gibt es amputierte Füße, zerstörte Sehkraft oder kaputte Nieren eben erst in der Endphase, und dann geht alles sehr schnell - es gibt keinen langen Leidensweg. Doch vorher ist absolutes Genießen angesagt, bloß keine Rücksichtnahmen oder Einschränkungen, wie ich sie in meiner Kindheit ständig erlebt habe. Rudolf hat micht gefragt, wie es mir denn zur Zeit physisch so gehen würde, und da konnte ich ihm guten Gewissens sagen, daß ich mich eigentlich noch recht fit fühle. Okay, letztes Jahr hat es nun auch mein linkes Auge erwischt, aber die Lichtkoagulation hat mich längst nicht mehr so fertiggemacht wie beim ersten Mal, und mein Sehvermögen ist inzwischen wieder auf beiden Augen recht zufriedenstellend. Ansonsten funktioniert meine Durchblutung noch bestens, die Nieren sind noch nicht geschädigt, und sogar die Leberwerte stimmen.

Auch die anderen aus der Gruppe meinten, soweit sie inzwischen über Diabetes informiert sind, wäre das bei meiner langjährigen miesen Zuckereinstellung doch ein regelrechtes Wunder. Ich sollte deshalb lieber die Chance ergreifen und in Zukunft etwas besser mit mir umgehen!

Die haben natürlich verdammt recht, und inzwischen erscheint mir auch der Gedanke, wahrscheinlich sowieso bald sterben zu müssen, geradezu absurd. Ich kann mich wirklich freuen, daß es mir trotz allem noch so gutgeht und werde dafür sorgen, daß es auch noch möglichst lange so bleibt! Natürlich ist mir klar, daß diese Umstellung nicht von heute auf morgen klappen wird und daß da bestimmt noch einige "böse Rückfälle" kommen werden. Aber ich spüre jetzt zumindest so etwas wie eine innere Bereitschaft dazu, mich in Zukunft mehr um meinen Diabetes zu kümmern, und werde hoffentlich auch noch lernen, mit der Angst vor den Spätschäden besser umzugehen.

Meinen dreißigsten Geburtstag habe ich jedenfalls als "Neuanfang" gefeiert und ein riesengroßes Freudenfest daraus gemacht, was sich über drei Tage hingezogen hat . . .

☆

Was mir jedoch ziemlich zu denken gibt, ist die Beziehung zu Gerd. Ich gewinne nämlich immer mehr den Eindruck, daß wir gerade dabei sind, uns nach diesen neun Jahren Ehe ziemlich massiv auseinanderzuleben. Das fängt schon beim Urlaub an. Gemeinsam zu verreisen ist gar nicht mehr möglich, weil Gerd von Mal zu Mal gewaltigere Touren durch Lappland plant, bei denen ich schon allein von meiner Kondition her gar nicht mithalten könnte. Mich zieht es wiederum bereits seit einigen Jahren immer wieder nach Irland. Ich mag die Mentalität dieser Menschen sehr, die Landschaft, ihre Musik - am liebsten würde ich dort für immer leben!

Aber auch sonst gehen wir mehr getrennte Wege. Jeder hat sich seinen eigenen Freundeskreis aufgebaut, in dem er sich wohl fühlt, und deshalb kommen wir kaum noch dazu, etwas gemeinsam zu unternehmen. Was ich allerdings gut finde, ist, daß sich Gerd nun ebenfalls solch einer "Psychogruppe" angeschlossen hat. Das ist zwar mehr einer gewissen Birgit zu verdanken als seinem eigenen Antrieb, doch wie dem auch sei - seitdem hat er sich sehr positiv verändert, ist irgendwie offener geworden und kann jetzt auch viel besser nachempfinden, was ich in meiner Gruppe erlebe. (Wenigstens da haben wir noch eine gemeinsame Gesprächsebene . . .)

Die Leute, mit denen er überwiegend zusammen ist, konnte ich zuerst nicht so richtig einordnen, weil viele von ihnen ganz in Rot gekleidet sind und so eine komische Holzperlenkette mit Medaillon tragen, auf dem ein vollbärtiger Mann abgebildet ist. Inzwischen weiß ich jedoch, daß es sich dabei um diese "Sannyasins" handelt, über die in der Presse immer recht aufreißerisch berichtet wird, und daß der Alte auf dem Bild Bhagwan heißt und sozusagen ihr Boß ist. Ich würde zwar nie auf die Idee kommen, mir von jemandem, den ich verehre, ein Foto um den Hals zu hängen, aber Gerds Freunde sind da eben nicht so festgelegt - wodurch sie mir aber keinesfalls unsympathischer erscheinen. Jedenfalls gefällt es mir sehr, wie liebevoll und offen alle miteinander umgehen. Denke, ich sollte einfach mal eine ihrer Tanz-Meditationen mitmachen, um noch etwas mehr über die Philosophie dieser Sannyasins zu erfahren. Vielleicht bekommt unsere Beziehung durch solche Gemeinsamkeiten ja neuen Aufschwung. Ich wünsche mir ganz stark, daß wir auf irgendeine Weise wieder zueinanderfinden werden!

Was mich außerdem noch belastet, ist die Sache mit Muttis Gesundheitszustand - ich hätte nie gedacht, daß sich auch bei Leuten mit sogenanntem "Altersdiabetes" schon nach eineinhalb Jahren massive Spätschäden einstellen können, wenn sie sich nicht an ihre Diät halten.

☆

Mein Überraschungsbesuch bei ihr über die Osterfeiertage muß wohl so eine Art von Intuition gewesen sein, denn es ging ihr wahnsinnig schlecht, und ich schätze, daß ich gerade noch zur rechten Zeit gekommen bin. Sie hat in den fünf Monaten, seit wir uns nicht mehr gesehen haben, rapide abgenommen, und ich wußte schon kurz nach Betreten der Wohnung, weshalb sie bereits seit einigen Tagen brechen mußte - dieser Geruch nach den berüchtigten "faulen Äpfeln" kam mir doch sofort bekannt vor . . .

Klarer Fall: Auch inzwischen vier Rastinon pro Tag können die diversen Kuchenstückchen und Mon Cheries (überall leere Packungen!) keinesfalls abdecken, deshalb also folglich irre hoher Zucker, Aceton und Präkoma! Im Krankenhaus kam dann noch mehr heraus: Muttis Sehvermögen hat sich in der letzten Zeit drastisch verschlimmert, und es sind schmerzhafte Durchblutungsstörungen in den Beinen dazugekommen. Am Telefon habe ich davon nie etwas erfahren, aber wahrscheinlich hatte sie dafür ja ihre guten Gründe. ("So ein Altersdiabetes ist völlig harmlos, den haben Tausende von anderen auch. Spätschäden bekommen sowieso nur diejenigen, die spritzen müssen" . . .)

Leider gehört Mutti nun ebenfalls zu denjenigen, die am Tag zwei Spritzen benötigen. Da sie sich vehement geweigert hat, es selbst zu machen, kommt nun jeden Morgen und Abend eine Gemeindeschwester - auf diese Weise ist wenigstens gewährleistet, daß sie ihr Insulin regelmäßig erhält.

Wenn das mit den Spätschäden jedoch in diesem Tempo weitergeht, befürchte ich allerdings, daß sie ihren Beruf als Pianistin nicht mehr lange ausüben kann - und was dann passiert, wage ich kaum zu Ende zu denken: Natürlich wird in so einem Fall von mir erwartet, daß ich als "brave Tochter" meine Mutter dann zu Hause pflegen werde. Doch schon allein der Gedanke löst bei mir Entsetzen aus. Diese Situation würde das, was in meiner ja bereits angeknacksten Ehe an guten Energien noch vorhanden ist, garantiert völlig zerstören, und mit ihren permanenten Umklammerungsversuchen und dieser übersteigerten Angst um mich hätte ich keine Luft zum Atmen mehr . . .

Ist es denn wirklich so, daß Kinder (vor allen Dingen Töchter!!!) ihre Eltern als "Gegenleistung" für eine mehr oder weniger gelungene Erziehung um jeden Preis zu sich nehmen müssen, wenn diese aus Alters- oder Krankheitsgründen nicht mehr selbst für sich sorgen können? Sicherlich würde ich Menschen, die mir sehr nahestehen und mit denen ich mich die meiste Zeit meines Lebens gut verstanden habe, im

Alter auch nicht einfach hängen lassen. Doch speziell in Muttis Fall schwingen da noch so viele angestaute Aggressionen mit, daß ich wahrscheinlich noch etliche Therapiestunden benötige, um die alle aufzuarbeiten ... Jedenfalls treibt mir dieses Thema schon jetzt den Angstschweiß auf die Stirn, und ich kann nur hoffen, daß sich meine alte Dame wenigstens in Zukunft mehr an ihre Diät hält, damit der Zustand ihrer körperlichen Hilflosigkeit noch ein paar Jahre hinausgezögert wird!

Auf großer Fahrt nach Indien

Schade - die Hoffnung, mit Gerd noch mal eine gemeinsame Basis zu finden, kann ich nun wohl endgültig begraben . . .

Dabei sah es zuerst gar nicht so schlecht aus. Ich bin ziemlich häufig zu seinen Meditationen mitgekommen, und weil ich von den Sannyasins dort so liebevoll aufgenommen wurde, hab' ich es sogar gewagt, mich mit ihm zusammen für ein sehr intensives Bioenergetik-Wochenende anzumelden. Eine für mich völlig neue Erfahrung, die letztendlich uns beiden gutgetan hat! Deshalb war ich auch gar nicht weiter schockiert, als Gerd mir kurze Zeit später eröffnete, daß er gerne für acht Wochen nach Poona fahren möchte, um diesen Bhagwan persönlich kennenzulernen. (Ich war höchstens ein bißchen neidisch, daß er sich das als Student einfach so herausnehmen kann, während ich weiterhin meinem neuen, hart verdienten Job als Beschäftigungstherapeutin nachgehen muß . . .)

Doch vor 14 Tagen kam dann der absolute Hammer in Form seines letzten Briefes. Er schreibt darin, daß ihm der Aufenthalt im Ashram ganz deutlich zeigen würde, daß eine gemeinsame Zukunft mit mir für ihn undenkbar ist. Er könne sich überhaupt nicht mehr vorstellen, in der nächsten Zeit wieder in den Westen zurückzukehren, und möchte sich auch nicht mehr mit so unangenehmen Dingen wie z. B. meinem Diabetes, seinem Studium oder der sehr ambivalenten Beziehung zu seinen Eltern auseinandersetzen. Das alles würde ihm regelrecht Angst machen, während er glaubt, in Bhagwans Lehre endlich den richtigen Weg gefunden zu haben. Dort im Ashram würde genau die

Atmosphäre herrschen, die er braucht, um wirklich glücklich zu sein - außerdem gäbe es da noch so eine Frau ...

Ich bin vor lauter Wut fast geplatzt, als ich das gelesen habe. Setzt sich dieser verantwortungslose Kerl einfach nach Indien ab und läßt mich hier hängen! Nachdem die Wutphase abgeklungen war, kamen dann ziemliche Beklemmungen in mir hoch: Wie soll ich diese große Wohnung alleine bezahlen? Wie schaffe ich es, daß das Geld bei meinem Halbtagsjob außerdem noch für den Lebensunterhalt reicht? Wie füllt man überhaupt eine Banküberweisung aus?? (Zu blöde, weshalb habe ich mich bisher auch immer darauf eingelassen, sämtliche Glückwunschkarten an die diverse Verwandtschaft zu schreiben, während Gerd dafür alle Geldformalitäten alleine regelte!?) Gott sei Dank gibt es gute Freunde, die mir so etwas zeigen konnten, aber peinlich war mir das schon - vor allen Dingen, weil mir diese typische Rollenverteilung vorher selbst nie aufgefallen ist ...

Es vergingen noch ein paar Tage mit finsterem Vor-mich-hin-Brüten, doch dann hatte ich plötzlich die erleuchtende Idee: Warum eigentlich in diesem 3-Zimmer-Gemach ganz alleine wohnen und darauf warten, daß mir sozusagen die Decke auf den Kopf fällt? So eine Mini-Wohngemeinschaft würde die Miete immerhin um zwei Drittel verringern und vielleicht ein neues Lebensgefühl schaffen - wenn sich die richtigen Leute zusammentun.

Die Anzeige war schnell aufgesetzt: "Pflegeleicht und offen" sollten meine zukünftigen Mitbewohner sein und natürlich meinen etwas mißratenen Kater akzeptieren.

Es ist wirklich erstaunlich, wie viele offene, pflegeleichte und tierliebe Menschen es in dieser Stadt gibt . . . Ich war tagelang damit beschäftigt, sie mir alle anzusehen und anzuhören . . . Bin dann schließlich bei Isabell und Christoph hängengeblieben, weil ich bei denen in keiner Weise das Gefühl hatte, daß sie sich irgendwie produzieren wollten, und weil wir uns von Anfang an mochten.

Jetzt lebe ich mit den beiden schon seit einigen Monaten in friedlicher Eintracht zusammen und habe es noch keinen Augenblick bereut. Es ist einfach schön, nach Hause zu kommen und dann schon meistens jemanden vorzufinden, mit dem man reden kann!

Trotzdem bohrt etwas permanent in mir - eine Idee, die ich zuerst als völlig wahnwitzig beiseite geschoben habe, die in der letzten Zeit jedoch immer mehr Gestalt annimmt: Ich möchte ebenfalls nach Poona! Eigentlich sind es mehrere Aspekte, die dafür sorgen, daß mir dieser Gedanke nicht mehr aus dem Kopf geht. Da wären erst einmal Gerds Briefe, die trotzdem immer noch ziemlich regelmäßig kommen und von einem Land berichten, welches mir fremd und geheimnisvoll erscheint, aber mich gerade deshalb sehr neugierig macht. Dann gibt es da diese blöden, aufreißerischen Geschichten in den Zeitungen, die Bhagwan als "geldgierigen Scharlatan" und sein Ashram als "Sexkloster" verkaufen wollen. Das kann ich nach all dem, was ich über die Sannyasins weiß, ja nun absolut nicht glauben, da müßte man sich eigentlich mal selbst ein Bild davon machen . . . Nun, ich muß zugeben, daß da auch ein klein wenig die Hoffnung dahintersteckt, Gerd mit dieser Aktion vielleicht doch noch zur Rückkehr zu bewegen. Also eine allerletzte Aussprache - es könnte ja sein, daß sich vieles in Wohlgefallen auflöst, wenn ich erst mal wieder in seiner Nähe bin. Gestern habe ich zum ersten Mal mit Isabell und Christoph darüber gesprochen, sie halten das ebenfalls für möglich und meinen, ich sollte meinen Plan so schnell wie möglich in die Tat umsetzen. (Ich glaube, die würden am liebsten sofort ihre Rucksäcke packen und mitkommen.)

Ich kann es kaum fassen, der Flug nach Bombay ist bereits gebucht, und in genau drei Wochen geht es los! Da ich im Krankenhaus ja als Honorarkraft arbeite, gab es mit den sechs Wochen Urlaub keine nennenswerten Schwierigkeiten - bis auf die Tatsache, daß dieser Urlaub natürlich nicht bezahlt wird! Meine miese Finanzlage war und ist also das Hauptproblem bei dieser Unternehmung, schließlich mußte ich die 1500,- DM für das Ticket bar auf den Tisch legen. Doch Gerds Eltern haben sich sehr großzügig gezeigt (wahrscheinlich hegen sie ähnliche Gedanken wie ich . . .), und Mutti hat zähneknirschend ebenfalls ein paar Hundertmarkscheine lockergemacht, obwohl sie vor lauter Angst um mich jetzt schon nicht mehr richtig schlafen kann. Zusammen mit meinem "sauer Ersparten" und dem Ertrag der emaillierten Gürtelschnallen auf dem Kunstmarkt wird es sicher auch für den dortigen Lebensunterhalt reichen - Indien ist ja Gott sei Dank ein sehr billiges Reiseland.

Manchmal überkommen mich allerdings ziemlich beklemmende Gefühle vor meiner eigenen Zivilcourage. War dieser Entschluß vielleicht doch etwas voreilig? Wird mein Körper diesen gewaltigen Klima-

Unterschied überhaupt verkraften bzw. der Diabetes dabei nicht verrückt spielen? Kann ich die Reise in so ein Land als Frau überhaupt alleine wagen? Doch spätestens ab diesem Punkt regt sich dann auch wieder mein alter Widerstandsgeist, und die Abenteuerlust gewinnt die Oberhand. Weshalb sollte ich denn nicht alleine nach Indien fahren können? Das haben Tausende von Frauen schon vor mir gemacht, und es werden ebenso viele auch noch nach mir tun! Schließlich reise ich nicht zum ersten Mal ins Ausland, kann mich in Englisch fließend verständigen und notfalls auch mit den Fäusten wehren, falls es nötig sein wird. Und was meinen Diabetes betrifft, so werde ich die Sache schon schaukeln. Bin ja eigentlich sehr zäh, und bisher haben sich weder die Resochin-Tabletten gegen Malaria noch die Cholera- und Tetanusimpfungen nachteilig auf den Zucker ausgewirkt.

Ich muß mich nur von dem Hintergedanken frei machen, daß Gerd vielleicht doch wieder mit mir nach Hause kommt - sonst falle ich hinterher nur in ein tiefes Loch, wenn es nicht passiert. Es soll und wird in erster Linie eine Reise für MICH sein, auf der ich völlig neue Erfahrungen zulasse und lernen kann, mich wieder ein Stückchen mehr selbst zu behaupten!

☆

Es ist alles wie ein Traum, ich liege im Schatten der Palmen direkt vor meiner gemieteten Hütte am Strand von Goa und denke über die vergangenen fünf Wochen nach ...

Die letzten Tage in Berlin vergingen in ziemlicher Hektik mit der Realisierung meiner Checkliste: Moskitonetz, Wasserdesinfektions-Tabletten, pfundweise Traubenzucker, Insulin, Spritzen (wie gut, daß es schon seit längerem diese tollen Plastikspritzen gibt, die man nach mehrmaligem Gebrauch einfach wegwirft), Urin-Teststreifen “für alle Fälle” etc. etc.

Der Abschied von Isabell, Christoph und noch ein paar anderen Freunden am Transfer-Bus, der mich zum Flughafen Schönfeld bringen sollte, war geradezu herzzerreißend - fast so, als ob ich eine Weltreise antreten würde, von der ich vielleicht nie mehr wiederkomme . . .

Dann der 16stündige Flug, einfach überwältigend! Von ganz oben die Lichter der Bohrinseln vor der saudiarabischen Küste, dann kurze Zeit später Zwischenlandung in Dubai. Auf dem kurzen Weg vom Rollfeld in das zollfreie “Einkaufsparadies”: in der Nacht noch heißer Wüstenwind mitten im Oktober, weißgekleidete Scheiche mit riesigen Turbanen, tausend Kronleuchter als Wahrzeichen des Reichtums! Uhr zwei Stunden vorgestellt, trotz “Zwischenspritze” ständiges Getrappel zum Klo, weil die Bordverpflegung viel zu reichhaltig und gut war. (Mein altes Leiden, ich kann einfach nichts zurückgehen lassen . . .)

Am nächsten Morgen nach einem Riesenfrühstück - deshalb ausnahmsweise schon um sechs Uhr und dafür etwas mehr gespritzt - Ankunft in Bombay. Die Uhr erneut um zwei Stunden vorgestellt. (Zu Hause wäre es erst vier Uhr gewesen, mein Körper muß manchmal wahrlich Flexibilität zeigen!)

Auf dem Flughafen ein unvorstellbares Menschengewimmel in tropischer Treibhausluft und eine Abfertigung, die jeder Beschreibung spottet. Danach draußen der Kampf um ein Taxi, Gott sei Dank war ich im

Flugzeug nicht die einzige, die nach Poona wollte. Gefeilsche um den Preis, bereits nach einigen Minuten völlig verschwitzte Klamotten. Die Fahrt ging zuerst mitten durch die Slums, begleitet von einem geradezu unerträglichen Gestank nach Fäkalien und Abfällen, Krankheit und Verderben. Vorbei an Alten, die schmutzstarrend und vom Hunger geschwächt auf einem Stück Pappkarton lagen, und an Kindern, die mit ihren verkrüppelten Körpern bettelnd am Straßenrand saßen. Ich dachte zuerst, ich halte das nicht aus . . . Doch Landschaften verändern sich, und die Armut sticht nicht mehr so ins Auge. Je weiter wir während dieser vierstündigen Fahrt in die Berge kamen, desto schöner wurde die Gegend. Eine äußerst üppige Vegetation, Büffelherden, kleine Wasserfälle - ein Stück Paradies am Rande der Zivilisation. Dann Poona, die Millionenstadt: Slums wechseln sich ab mit prunkvollen Villen in viktorianischem Stil, verwilderte Gärten mit gepflegten Parkanlagen, kleine, schmierige Stunden-Hotels mit Prachtunterkünften, in denen es Stuckdekken und Marmorbäder gibt.

Das Wiedersehen mit “Shabdo”, wie Gerds Sannyas-Name jetzt lautet, war sehr liebevoll und herzlich, und wir konnten es in seiner Lehmhütten-Behausung sogar fast eine Woche lang zusammen aushalten. Doch für einen weiteren Zeitraum wäre diese Enge nicht förderlich gewesen, und als die ersten Aggressionen auftauchten und auch noch Eifersüchteleien von seiten seiner Freundin dazukamen, habe ich mich doch lieber in so ein Hotel unterster Kategorie verzogen. Im weiteren Verlauf manchmal Gefühle von Verlorensein und Einsamkeit, aber oftmals auch unheimlich schöne Begegnungen mit anderen Menschen. Gespräche, Berührungen, Liebesnächte. Ein ständiges Fließen - Festhalten und Loslassenkönnen.

Der Ashram. Ich bin erstaunt, daß die Organisation bei diesen Tausenden von Leuten so perfekt klappt! Es ist ein richtiges "Dörfchen" mit Boutiquen, Postamt, vegetarischem Restaurant, Schule, Bücherei und verschiedenen Handwerksbetrieben. Im Büro kann man für ungefähr ein Viertel der gesalzenen deutschen Preise diverse Therapie-Gruppen buchen, die von anerkannten Psychotherapeuten aus ganz Europa geleitet werden. Das habe ich nach einer kurzen Eingewöhnungszeit auch ausgiebig wahrgenommen - mir schwirrt jetzt noch der Kopf von Begriffen wie "Encounter", "Sarjana", "Centering" oder "Tantra" ... Alles Gruppen, die wahnsinnig intensiv waren und mich teilweise an den Rand der totalen körperlichen und geistigen Erschöpfung brachten. Ich hab' in meinem ganzen Leben noch nie so viel geheult, gebrüllt, getobt, aber auch Weichheit und Klarheit gespürt wie in diesen Wochen. Es war, als würden all die "Verkrustungen", die ich mir im Laufe der langen Jahre angeeignet habe, Stück für Stück wieder abbröckeln. Seltsamerweise hat das nur wenige Schlafen und Essen in Verbindung mit sehr viel Bewegung und emotionellen Reaktionen meinem Zucker kaum geschadet. Das heißt, beim ersten Mal hatte ich noch einen tierischen Schock, bei dem gleich ein Fünferpack Traubenzucker draufgegangen ist - Gott sei Dank konnte ich mir den noch selbst einverleiben. Doch dann bin ich auf den Trichter gekommen, bei solchen Gelegenheiten nur noch die Hälfte der Insulindosis zu spritzen und die Abendspritze ganz wegzulassen, seitdem habe ich Ruhe.

Was mir allerdings mißfällt, ist dieser absolute Kult, der mit Bhagwan und allem, was mit ihm zu tun hat, getrieben wird. Okay, ich finde ihn ja auch faszinierend, er hat einen sehr gütigen Blick und bestimmt auch eine Menge auf dem Kasten. Aber daß die Leute reihenweise in Ohnmacht fallen, wenn er sie bloß ansieht, oder total in Ekstase geraten, wenn er in seinem Rolls Royce vor ihren Reihen einmal täglich auf- und abfährt, kann ich nun wirklich nicht nachvollziehen. Ich verstehe allerdings auch nur am Rand, weshalb sich die Medien so sehr über seinen offensichtlichen Autofimmel empören. Bei uns im Westen lassen sich zum Beispiel die Herren Politiker doch haufenweise in hochmotorigen Staatskarossen herumkutschieren, und kein Mensch regt sich darüber auf! Aber vielleicht sollte so ein "Buddha" auch nicht gerade die gleichen Allüren wie ein Politiker an den Tag legen . . .

Dann wird gerne recht ausführlich beschrieben, wie sehr diese armen Menschen dort doch arbeits- und finanzmäßig ausgebeutet werden, das ist wirklich der pure Blödsinn! Ja, die Geschichte von dem gestreßten Manager stimmt schon, der noch vor kurzem ein fünfstelliges Monatsgehalt verdient hat und jetzt voller Hingabe die Toiletten schrubbt - solche Leute hab' ich selbst des öfteren getroffen. Doch von "Ausbeutung" kann dabei nun wirklich keine Rede sein, denn wer im Ashram arbeiten möchte, tut es völlig freiwillig. Die Leute stehen im Büro komischerweise Schlange, um irgendeine Arbeit zu ergattern (ich wollte mich allerdings nicht darin einreihen . . .). Aber wie dem auch sei, wahrscheinlich würde es so manchem besser tun, mal für eine Weile ein paar Stunden am Tag in einer entspannten Atmosphäre zum Beispiel Kartoffeln zu schälen, als bis in den Abend hinein völlig entnervt auf seinem Chefsessel zu sitzen und dem ersten Herzinfarkt entgegenzuarbeiten! Auch die Sache mit dem "Sex-Kloster" ist wieder so eine typische Fehlinterpretation, denn es handelt sich ja bekanntlicherweise weder um ein Kloster noch wird dort die Sexualität extrem hervorgehoben. Bedingt durch die Offenheit der Leute ist es nur bedeutend einfacher, ohne die sonstigen Konventionen aufeinander zuzugehen, und man geht deshalb auch viel lockerer und liebevoller miteinander um, als wir das sonst gewohnt sind. Eine Tatsache, die mir allerdings um ein Haar die Fahrt hierher nach Goa vermasselt hätte: Daß sich Shabdo vor einiger Zeit eine schwere Hepatitis eingehandelt hatte, wußte ich schon durch seine Briefe. Aber bei meiner Ankunft war die "Gelbphase" bereits vorüber, und ich brauchte deshalb keine Angst mehr vor einer Ansteckung zu haben. Doch nachdem plötzlich einer nach dem anderen aus seinem engsten Bekanntenkreis quittengelb wurde, war ich reichlich geschockt, denn mit genau denjenigen hatte ich ja auch schon die ganze Zeit herumgeschmust und manchmal sogar vom gleichen Löffel gegessen . . . Bin sofort ins "Health-Center" gerast, um mir dort eine Gammaglobulin-Spritze verpassen zu lassen, die jedoch wiederum meinem Zuckerspiegel mißfallen hat, er war danach zwei Tage lang überhaupt nicht mehr zu bremsen. Jedenfalls hat dieser Wirkstoff angeschlagen, und ich scheine über sehr gute Abwehrkräfte zu verfügen, denn ich bin als einzige verschont geblieben! Die Ärmsten liegen alle mit hohem Fieber auf der Matratze, während ich mich hier am Strand herumaalen kann.

Zuerst war ich mir nicht so ganz im klaren, wohin ich bei der Affenhitze mein Insulin packen soll, ohne daß es verdirbt, aber dann kam mir eine pfiffige Idee: Habe einem pfeifenrauchenden Neuankömmling einfach seine Tabakdose abgeluchst, in der jetzt die Insulinfläschchen - in einen nassen Waschlappen eingewickelt(Wasser findet man hier zur Regenzeit überall) - bestens aufbewahrt sind. Ich werde die restlichen Tage in Goa noch so richtig genießen und dann nach Poona zurückfahren, um dort meine "Abschieds-Bioenergetik-Gruppe" mitzumachen. Obwohl ich in den fast sechs Wochen so viel Schönes und Intensives erfahren habe, spüre ich doch ganz deutlich, daß das hier nicht mein eigentlicher Weg ist, es war nur eine wichtige Station für mich. Und nachdem ich so gut nachvollziehen kann, wie sich Shabdo sein weiteres Leben vorstellt, sind meine anfänglichen Aggressionen gegen ihn komischerweise fast völlig verschwunden, es ist plötzlich auch dieser Wunsch gar nicht mehr da, ihn unbedingt wieder an mich "binden" zu wollen. Natürlich macht es mich etwas traurig, aber ich sehe nach den vielen langen Gesprächen nun endlich ein, daß wir tatsächlich nicht mehr zusammenleben können. Statt dessen sollten wir lieber versuchen, uns wenigstens in guter Freunschaft zu trennen - und wie es so aussieht, wird uns das auch gelingen!

☆

Brrrr, ist das kalt in Deutschland! Ich kam vergangene Woche nur mit Sandalen, dünnen Pumphosen und Sweatshirt bekleidet in Berlin an. Hatte überhaupt nicht daran gedacht, daß hier inzwischen die Novemberstürme toben könnten ... Mein Rucksack und die Reisetasche waren zum Platzen voll mit Klamotten zwischen lila und weinrot, die ich in Poona äußerst günstig erstanden habe (diese Farben finde ich, auch ohne eine Sannyasin zu sein, sehr schön), und die schwere Sitar hat mich ebenfalls einige Schweißperlen gekostet. Es geht mir in den letzten Tagen nicht besonders gut, habe ziemlichen Durchfall und kriege außer Tee mit Zwieback nichts runter. Die Leute vom Tropeninstitut meinen jedoch, das wären glücklicherweise keine Amöben, sondern nur eine ganz gewöhnliche Darmverstimmung, also kein Grund zur Aufregung! Ich muß bloß meinen Zucker wieder auf die Reihe kriegen, der scheint laut Glucotest-Streifen ziemlich hoch zu sein, obwohl ich doch kaum etwas esse. Zwischendurch kommen immer wieder Erinnerungen in mir hoch, die ich so schnell nicht vergessen werde: an den kleinen Bach am Stadtrand, der durch den Monsun-Regen zum reißenden Fluß geworden ist. An das Ritual der Leichenverbrennung von Bhagwans Vater. An den Horror beim Verfolgtwerden von etlichen verkrüppelten Bettlern, nachdem ich einem von ihnen unvorsichtigerweise ein paar Rupien geschenkt hatte ... Der Abschied von diesem abstoßenden und zugleich faszinierenden Land und all den Menschen, die ich dort liebgewonnen habe, ist mir schon schwergefallen. Aber ich freue mich trotzdem, wieder in "meinem" Berlin zu sein, mit dem ich - auch ohne Shabdo - eindeutig ganz tief verwurzelt bin!

☆

Mutti hatte mal wieder ausgesprochen Glück im Unglück (und ich damit indirekt ebenfalls). Es wurde in der letzten Zeit immer schwieriger und auch gefährlicher, sie alleine zu lassen. Die Gemeindeschwester kam morgens trotz Schlüssel manchmal nur mit Hilfe der Feuerwehr in die Wohnung, weil die Tür von innen fest verriegelt war und Mutti einen ungeheuer tiefen Schlaf hat! Es ist aber auch schon passiert, daß ein Topf ohne Inhalt auf dem angestellten Herd stand, wobei eine ihrer Betreuerinnen aus der Gymnastik-Schule wohl gerade noch rechtzeitig gekommen ist. Von den zahlreichen Stürzen im Zimmer mal ganz zu schweigen, die jedoch Gott sei Dank immer glimpflich abgingen. Und gerade zu diesem Zeitpunkt wurde ein Platz in einem Blindenheim frei! Muttis beste Freundin hatte zufällig davon gehört und ihr sofort vorgeschwärmt, wie schön es dort wäre - erstaunlicherweise war sie gar nicht so abgeneigt. Ich bin kurz darauf nach Nürnberg gefahren, wir haben uns das Heim zu dritt angesehen, und Mutti hat nach einem ausgedehnten Rundgang, bei dem ihr alles genauestens beschrieben wurde, in diesen "Ortswechsel" sofort eingewilligt. Ausschlaggebend war dabei sicher, daß dort jeder sozusagen in seiner eigenen kleinen Wohnung mit Badezimmer lebt, lediglich die Hauptmahlzeiten werden in einem gemütlichen Speiseraum eingenommen. Trotzdem stehen Tag und Nacht Schwestern und auch ein Arzt zur Verfügung, das ist wirklich ein beruhigendes Gefühl für alle Beteiligten!

Inzwischen scheint sie sich schon prima eingelebt zu haben. Bei meinem Überraschungsbesuch neulich saß sie jedenfalls in der Cafeteria am Klavier und hat für die dort Anwesenden "Wunschmelodien" gespielt. Nicht mehr ganz so gekonnt wie früher, aber immerhin, ein gutes Zeichen!

Dem Glück auf die Sprünge geholfen

Den diesjährigen Urlaub in Irland verbringe ich außer mit Wandern und Musikmachen auch weitgehend damit, endlich mal in aller Ruhe über meine jetzige Situation nachzudenken.

Es ist einfach wunderschön hier! In diesem Land gibt es so gut wie keine Hektik, jeder scheint unendlich viel Zeit zu haben, und in der Abgeschiedenheit der Nordwestküste ist es manchmal besser, zu laufen als auf ein Auto zu warten ... Inzwischen kann ich Ziegen melken und Torf stechen - eine sehr harte Arbeit, die bei mir einen Unterzucker nach dem anderen sowie lange anhaltende Kreuzschmerzen verursacht hat. Die Leute aus der Landkommune in Burtonport haben es mir beigebracht. (Bin dort gleich am Anfang meiner Reise ganz zufällig gelandet und erst nach 14 Tagen wieder weitergezogen, weil es mir da so gut gefallen hat.) Außerdem klappt es jetzt mit dem Tinwhistle-Spielen schon recht gut. Ich hatte diese kleinen Metallflöten zum ersten Mal bei einem Folk-Festival in Lisdoonvarna gehört und sofort beschlossen, mir ebenfalls so ein Ding anzuschaffen. Die entsprechenden Lieder und Melodien kann ich mir in fast allen Jugendherbergen immer abends beim gemeinsamen Musizieren am offenen Kaminfeuer aneignen - und dann in den diversen Pubs in die Praxis umsetzen, denn traditionelle Volksmusik scheint für die meisten Iren geradezu ein Lebenselixier zu sein.

Daß ich hier trotzdem viel Zeit zum Nachdenken finde, ist für mich wirklich wichtig, das spüre ich ganz deutlich: Seit meiner Rückkehr aus Indien im letzten Jahr haben sich so viele "Gefühlsknoten" gebildet, die endlich mal entwirrt werden müssen, sonst schaffe ich das nie mehr! Als erstes habe ich gestern einen Brief an Gerd geschrieben, mit der Bitte, sich doch in der Zwischenzeit gefälligst eine andere Wohnung zu suchen. Auf einer dieser langen Wanderungen nach Trana Rosann ist mir nämlich klar geworden, daß ich gerade mal wieder etwas einfach so hinnehme, was ich eigentlich gar nicht will: Als Gerd vor einiger Zeit aus Poona zurückgekommen ist, hat er mich gefragt, ob er mit seiner neuen Freundin - die er gleich nach unserer Scheidung heiraten möchte - für ein paar Tage bei mir wohnen könnte. Weil ich sie nett finde und im Laufe der langen Trennung auch (fast) keine Eifersuchtsgefühle mehr hege, habe ich sofort eingewilligt - zumal Isabell und Christoph in eine eigene Wohnung gezogen sind und es somit wieder Platz genug gibt.

Doch nun sind aus den "paar Tagen" schon fast acht Wochen geworden, und ich fühle mich bereits seit längerem überfordert und auch irgendwie ausgenutzt. Die beiden scheinen ihre Anwesenheit inzwischen für völlig selbstverständlich zu halten und haben sich deshalb auch noch gar nicht um eine andere Bleibe bemüht. Seltsam, und ich muß mich erst in die Einsamkeit dieser irischen Bergwelt begeben, um herauszufinden, daß ich an solch einer Misere selbst mit schuld bin . . . Wenn ich anderen Leuten nicht klipp und klar sage, was mir mißfällt, sondern statt dessen nur alles in mich hineinfresse, brauche ich mich über negative Auswirkungen ja gar nicht zu wundern!

Und dann ist da noch etwas, was mich langsam empfindlich stört: das sind meine zwar zahlreichen, jedoch trotzdem unbefriedigenden "Beziehungskisten". Im vergangenen Jahr hab' ich mich in dieser Hinsicht ziemlich ausgetobt - es war für mich einfach ein gutes Gefühl, auch mein Bedürfnis nach Zärtlichkeit und Sexualität jederzeit ganz zwanglos stillen zu können. Irgendeiner meiner Freunde hatte immer gerade Zeit für mich und war "gut drauf", ich brauchte mich also nicht zu langweilen und konnte mir sozusagen die Rosinen aus dem Kuchen picken.

Doch mittlerweile spüre ich, daß mir jetzt bei dieser Art von Beziehung etwas Entscheidendes fehlt: es ist Wärme und Geborgenheit! Das Wissen, zu jemandem (nicht jemandem!) zu gehören, und die Bereitschaft, sich mit einem Partner auseinanderzusetzen. Nicht nur die Lust miteinander zu teilen, sondern sich auch gegenseitig in schwierigen Situationen zu stützen.

Bisher habe ich immer gedacht, das Alleinsein überhaupt nicht ertragen zu können, und deshalb ständig möglichst viele Termine ausgemacht. Hier jedoch merke ich, daß es mich zwar freut, unterwegs nette Leute zu treffen, daß ich aber auch tagelang alleine durch die Gegend ziehen kann, ohne mich dabei wirklich einsam zu fühlen.

Das hat mich nun auf die Idee gebracht, zu Hause einen völlig neuen Weg auszuprobieren: Ich werde mich von all diesen "Pseudo-Beziehungen" ganz rigoros verabschieden und statt dessen versuchen, mich nicht so zu verzetteln, sondern auf weniges zu konzentrieren! Natürlich wünsche ich mir nach wie vor, wieder mit jemandem zusammenzusein. Doch vorher muß ich unbedingt lernen, erst mal mit mir selbst gut klarzukommen. Und sollte dann "so ganz nebenbei" plötzlich mein Traummann auftauchen, dann wird es garantiert keine Beziehung mehr geben, die fast nur aus Oberflächlichkeiten besteht!

Nun genieße ich mein "Single-Dasein" schon seit fast fünf Monaten, das heißt, am Anfang konnte von genießen noch keine Rede sein. Die erste Zeit war ganz schön schwierig: Endlose Diskussionen mit Freunden, die es gar nicht verstehen konnten (oder wollten), daß ich die Nächte jetzt plötzlich lieber alleine verbringe. Und auch einige "böse Rückfälle", über die ich mich dann den ganzen nächsten Tag noch geärgert habe . . .

Da Gerd und Barbara in der Zwischenzeit tatsächlich eine eigene Wohnung gefunden haben (witzigerweise wurde genau die eine Etage unter mir frei, und jetzt - nach der Scheidung und dem nötigen räumlichen Abstand - verstehen wir drei uns eigentlich recht gut), war auch die Umstellung zum Wieder-alleine-Wohnen nicht gerade leicht für mich. Doch dieser Zustand hat Gott sei Dank nicht allzu lange angehalten, und ich habe mein Adreßbuch mit der Zeit immer weniger gebraucht, um mich mit Terminen "zuzuschütten" . . . Mittlerweile finde ich es richtig gemütlich, zu Hause in aller Ruhe ein gutes Buch zu lesen, Musik zu hören oder mich meinem neuen Hobby, dem Kunsthandwerk, zu widmen. (Wobei sich die Endergebnisse durchaus schon sehen lassen können, ich hab' erst letzte Woche auf dem Kunstmarkt wieder etliche Ledergürtel und Emaillebroschen verkauft.) Außerdem spiele ich jetzt bei einer irischen Folk-Gruppe mit. Ich hatte plötzlich keine Lust mehr, in den Musikkneipen weiterhin alleine aufzutreten und mich deshalb ganz spontan auf eine "Zitty"-Anzeige gemeldet, in der eine Sängerin und Flötistin gesucht wurde. Seit geraumer Zeit ertappe ich mich allerdings immer häufiger dabei, in diesem Stadtmagazin nicht nur generell alle möglichen Anzeigen durchzuforsten, sondern auch ganz speziell die Rubrik "Lonely Hearts" unter die Lupe zu nehmen. (Natürlich nur rein studienhalber!!! Und selbstverständlich sind auch die Überlegungen völlig theoretisch, wie es denn wäre, auf so eine Anzeige einfach mal zu antworten . . .) Die meisten davon sprechen mich sowieso nicht an, weil sie entweder einer Selbstbeweihräucherung gleichen oder reichlich platt abgefaßt sind.

Aber in der gestrigen Ausgabe war jemand, der nur ein paar Zeilen eines Herbstgedichtes von Rilke ausgewählt hat, welches ich ebenfalls sehr mag. Und dann standen da bloß noch Name, Alter und - im Gegensatz zu den sonstigen Chiffrenummern - seine Telefonnummer dabei. Seitdem läßt mich der Gedanke nicht mehr los: Eigentlich könnte ich da doch mal anrufen! Wäre ja völlig unverbindlich. Vielleicht hat der Typ ja auch eine absolut unsympathische Stimme, dann würde ich das Gespräch sowieso ganz schnell wieder beenden, aber wenigstens mal einen Versuch wagen . . .

Den endgültigen Entschluß, diesen Joachim tatsächlich anzurufen, habe ich garantiert in einer meiner "Sternstunden" gefaßt! Hat aber auch lange genug - genauer gesagt eine ganze Woche - gedauert, bis ich dazu mutig genug war.

Es ist gar nicht so leicht, mit total klopfendem Herzen einen wildfremden Menschen anzurufen und dann noch dazu so zu tun, als ob man völlig locker wäre . . . Doch seine warme Stimme hat vom ersten Moment an sehr beruhigend auf mich gewirkt, und auch all das, was ich im Laufe dieses anderthalbstündigen Gespräches über ihn erfahren habe, war geradezu faszinierend für mich. Danach stand es für uns beide fest, daß wir uns unbedingt persönlich in Augenschein nehmen wollten, und zwar am liebsten sofort! Da meine Wohnung zufällig so einigermaßen aufgeräumt war und ich mir erst am Tag zuvor die Haare frisch gewaschen hatte, konnte ich also ganz unbesorgt ein Treffen bei mir vorschlagen . . .

Die Stunde, bis er kam, hab' ich mich dann allerdings mit eher negativen Gedankengängen herumgeschlagen: Vielleicht ist er völlig verunsichert, wenn er von meinem Diabetes erfährt? (Diesen kleinen "Lekkerbissen" wollte ich nicht gleich am Telefon lossposaunen, sondern mir lieber für eine Unterhaltung "von Angesicht zu Angesicht" aufheben . . .) Und überhaupt, wie kommt so ein toller Typ, der angeblich Reisebücher schreibt, Musik macht und lange Zeit in Asien, Afrika und Amerika herumgefahren ist, dazu, eine Beziehung über eine Annonce zu suchen?? Der hätte das doch eigentlich gar nicht nötig, der könnte doch auch so massenweise Frauen treffen! Vielleicht hat er ja auch nur herumgesponnen, oder er sieht irgendwie komisch aus! Diese 60 Minuten war ich außerdem ein absolutes Nervenbündel. Kerze angezündet, wieder ausgeblasen, wirkt zu intim. Platte aufgelegt, nein, lieber doch erst später. Räucherstäbchen angezündet, halt, es steht nicht jeder auf Sandelholz. Als es dann endlich geklingelt hat, wurde dieses Geräusch fast von meinem Herzschlag übertönt! Das war am Sonntag abend, als Joachim kam - gegangen ist er erst wieder am Dienstag . . .

Ich bin immer noch völlig von den Socken, was da passiert ist, so eine Übereinstimmung von Gedanken und Gefühlen! (Es war nicht mal möglich, mit meiner absoluten Raritätensammlung von Protestsongs aus den Sechzigern zu glänzen, weil er die gleiche Plattensammlung besitzt.) Dafür haben wir bereits am ersten Abend sehr harmonisch zusammen Musik gemacht, und ich konnte auch bei unseren intensiven Gesprächen spüren, wie schön es ist, in den verschiedensten Bereichen auf einer Wellenlänge zu liegen. Die Sache mit meinem Diabetes hat er ganz gelassen aufgenommen, sich allerdings genau erkundigt, wie so etwas zustande kommt und was ich dagegen unternehmen muß. Das war anhand meiner Abendspritze recht anschaulich zu erklären, aber nicht mal die hat ihn abgeschreckt! Ansonsten ist sein Gesicht so weich und offen, daß ich ihn am liebsten immer wieder anschauen möchte - es sieht also ganz so aus, als hätte es mich zum ersten Mal seit vielen Jahren wieder so richtig erwischt . . .

☆

Inzwischen bin ich mit Joachim schon fast ein halbes Jahr zusammen und immer noch wahnsinnig glücklich. Er sitzt gerade an einem neuen Buch, in dem es diesmal speziell um "seinen" Wohnbezirk Kreuzberg gehen wird. Ein Unternehmen, welches auch für mich ganz schön spannend ist, denn beim gemeinsamen Recherchieren und Umherlaufen stoßen wir oft auf Schauplätze oder Begebenheiten, die uns selbst noch völlig unbekannt sind.

Was den Diabetes betrifft, hat er mir neulich etwas sehr Schönes und Beruhigendes gesagt. Er meinte nach einem langen Gespräch über Spätschäden, daß wir dann trotzdem noch das Beste daraus machen könnten, falls ich tatsächlich blind werden oder im Rollstuhl sitzen würde. Er könnte mir dann zum Beispiel etwas vorlesen, mich durch die Gegend kutschieren oder mit mir gemeinsam Musik hören. Angst machen würde ihm allerdings, wenn ich keinen Lebensmut mehr hätte, aber bei meiner offensichtlich optimistischen Ausstrahlung käme er mit so einer Situation schon klar. Ich war nach dieser Rede so gerührt, daß ich direkt heulen mußte - irgendwie ist das fast zu schön, um wahr zu sein . . .

Bei meinem letzten Nürnberg-Besuch habe ich Joachim einfach mal mitgeschleppt und mich gefreut, wie gut er mit Mutti umgehen kann bzw. wie sehr auch sie ihn mag.

Diese Freude wurde allerdings dadurch getrübt, daß es ihr gesundheitlich von Mal zu Mal schlechter geht. Mittlerweile kann sie kaum noch etwas erkennen (sie trägt bereits das Blinden-Abzeichen), und mit dem Laufen klappt es ebenfalls nicht mehr so richtig. Damit wäre jetzt normalerweise genau der Zeitpunkt erreicht, vor dem ich mich schon seit Jahren so fürchte - aber noch scheint es das Schicksal zumindest mit mir gut zu meinen. Da haben sich nämlich sechs sehr liebe Frauen aus der Gymnastikschule zusammengetan, die Mutti tatkräftig unterstützen. Sie konnten es sogar erreichen, daß ihr pro Woche wenigstens noch acht Stunden erhalten bleiben, denn wer so ausgezeichnet improvisieren kann wie sie, braucht beim Klavierspielen nicht unbedingt etwas zu sehen! Zu diesem Zweck wird sie nun extra abgeholt und auch wieder nach Hause gefahren. Doch diese Engel kümmern sich auch sonst rührend um sie: sorgen abwechselnd für warmes Essen, waschen ihre Sachen, kaufen ein und halten sogar die Wohnung sauber. In Verbindung mit der Krankenschwester wird ihr somit also ermöglicht, trotzdem noch in ihrer Wohnung bleiben zu können - eine Tatsache, die mich zwar ungemein erleichtert, aber auf der anderen Seite auch bedrückt.

Mit so viel Menschlichkeit weiß ich überhaupt nicht richtig umzugehen, mein Dank läßt sich weder mit Worten noch mit Geld (was sie auch niemals annehmen würden) genügend ausdrücken. Außerdem habe ich ständig das Gefühl, daß sie hinter meinem Rücken vielleicht über mich reden könnten, daß sie es absolut nicht verstehen, weshalb ich all diese Aufgaben nicht selbst übernehme. Aber ich kann doch unmöglich sagen: "Bevor ich meine Mutter pflege, muß ich erst diese ganzen Aggressionen gegen sie loswerden, ist auf jeden Fall toll, daß Sie sich dazu bereit erklären!" (Was jedoch genau den Nagel auf den Kopf trifft.) Bin mir trotz dieser scheinbar guten Lösung sehr unsicher, wie ich mich in Zukunft verhalten soll, und kann nur hoffen, daß sich auf die Dauer niemand ausgenutzt fühlt!

Gemeinsam sind wir stärker

Vergangene Woche habe ich mich endlich mal dazu durchgerungen, beim Deutschen Diabetiker-Bund anzurufen, um meine Motivation am Aufbau einer Selbsthilfe-Gruppe speziell mit jüngeren Leuten zu bekunden. Diese Idee kam mir eigentlich schon vor längerer Zeit, als es in der Urania eine Großveranstaltung unter dem Motto "Diabetes und Spätschäden" gab. Ein Thema, welches mich ja trotz meiner ständigen Verdrängungsversuche eigentlich brennend interessiert. Aufgefallen ist mir damals jedoch, daß die Zuhörer fast alle über sechzig waren, und so bin ich mir in dieser Gesellschaft doch etwas verloren vorgekommen. Aber ich denke, daß es in einem solch großen Verband sicher auch Mitglieder in meinem Alter geben muß. Wahrscheinlich sind die nur genauso frustriert wie ich, dort kaum Jüngere anzutreffen, und lassen sich deshalb nicht mehr blicken.

Seit dieser Zeit beschäftigt mich also dieser Gedanke, daß sich dagegen ja etwas tun läßt. Man muß nur die Eigeninitiative ergreifen - was sich bei mir zwar wieder einige Monate hingeschleppt hat, aber jetzt habe ich es ja endlich geschafft. Die Dame am Telefon war von meiner Idee sehr angetan und gab mir auch ganz bereitwillig die Telefonnummer von einem jungen Lehrer, der sie deswegen auch schon mal angerufen hat. Außerdem meinte sie, ich sollte doch ganz unverbindlich beim nächsten Treffen vorbeischauen, da wäre das Publikum etwas gemischter. Dieses freundliche Angebot werde ich bestimmt annehmen, vielleicht ergeben sich dadurch ganz gute Kontakte!

☆

Inzwischen hat sich bereits so einiges getan. Ich habe den Lehrer angerufen, und dieser Jörg war gleich Feuer und Flamme, mit mir gemeinsam so eine Selbsthilfegruppe aufzubauen. Die Leute beim DDB-Treffen sind eigentlich recht aufgeschlossen, und es gibt wenigstens ein paar zwischen 35 und 40, die wir auch prompt für unsere Idee begeistern konnten. Mit denen haben wir uns nach einem überaus regen Erfahrungsaustausch in die nächste Kneipe verzogen, und ich fand es schön, daß auch der gesamte Vorstand noch mitgekommen ist. (Für mich ein Zeichen der Bereitschaft, dieses Vorhaben nicht abzuwürgen, sondern zu unterstützen!)

Daß der Deutsche Diabetiker-Bund eine ganz schön einflußreiche Organisation ist, war mir als jahrelange "Karteileiche" gar nicht so klar - es hat jedenfalls keinerlei Schwierigkeiten bereitet, unter diesem Namen sogar kostenlos einen Versammlungsraum zu bekommen. Nachdem unsere liebevoll ausgetüftelten Informationsblätter alle Mitglieder zwischen 20 und 40 Jahren per Post erreicht haben mußten, waren wir natürlich außerst gespannt, wer da alles erscheinen würde . . .

Puh, welch eine Enttäuschung - von den über 50 Leuten, die wir angeschrieben hatten, kamen genau zwölf, und davon kannten wir sechs bereits vom DDB-Treff! Es wurde jedoch trotzdem ein sehr guter, informativer Abend, wobei die Namensgebung sozusagen auf der Hand lag: Weil ausschließlich wieder nur 35- bis 40jährige erschienen sind, haben wir uns jetzt einfach "Club der Mittelalterlichen" getauft . . . Weiß der Geier, weshalb sich niemand unter 30 für so eine Selbsthilfegruppe zu interessieren scheint. Die schießen ja inzwischen auch bei anderen Krankheiten wie zum Beispiel Krebs oder Rheuma wie die Pilze aus dem Boden, aber vielleicht haben die von der Altersstruktur her ebenfalls ähnliche Probleme.

Ein tolles Erlebnis war an diesem Abend für mich, daß ich dort eine Frau getroffen habe, mit der ich vor 23 (!) Jahren in einem dieser Stühlinger Ferienlager umhergetobt bin. Das kam ganz zufällig in einem Gespräch heraus, nachdem ich mir völlig sicher war, Uta früher schon mal irgendwo gesehen zu haben. Dieses Wiedersehen wurde natürlich anschließend in einer Pizzeria noch gebührend gefeiert, und die anderen haben sich mit uns gefreut. Seitdem treffen wir uns über den regelmäßigen DDB-Abend hinaus auch alle vier Wochen, um unsere Erfahrungen auszutauschen, Probleme gemeinsam zu besprechen, aber auch zum Wandern, Kegeln oder "Schlemmen". Es ist wirklich schön, daß sich diese Gruppe gebildet hat!

☆

Das hätte ich mir nie träumen lassen, irgendwann mal selbst zum Vorstand des DDB zu gehören! Kurz vor den Neuwahlen wurde der Vorschlag gemacht, die Satzung zu ändern und eine Jugendreferentin mit einzubeziehen, um die gesamte Jugendarbeit besser anzukurbeln. Diejenige, die dazu auserkoren wurde, war meine Wenigkeit ... Da es ja noch den "Förderkreis diabetischer Kinder" gibt, der seine Mitglieder bis achtzehn aufnimmt, kann ich diese Altersklasse wohl vergessen. Doch ich will auf jeden Fall versuchen, über Zeitungsanzeigen wenigstens eine Gruppe für Leute in den Zwanzigern aufzubauen - vielleicht ist an die außerhalb des DDB besser heranzukommen.

Die Zusammenarbeit mit den anderen aus dem Vorstand macht mir Spaß. Wir sind zwar von unserer Grundeinstellung her ziemlich unterschiedlich (ich habe überhaupt das Gefühl, daß der gesamte Verband eher konservativ orientiert ist), aber hier im Berliner Landesverband scheinen diese zwei "Fronten" absolut kein Problem zu sein. Die Vorstandssitzungen verlaufen immer sehr harmonisch und konstruktiv, weil wir uns gegenseitig einfach trotzdem akzeptieren und für neue Vorschläge stets offen sind.

Eigentlich wollte ich es doch sein, die eine Anzeige in die Zeitung setzt, aber da ist mir doch tatsächlich jemand zuvorgekommen ... Ich bin natürlich sofort zu dem vereinbarten Treffpunkt gerast und stecke nun voller Elan! Die Leute sind erstaunlicherweise alle unter 30 (wo haben die sich bloß vorher versteckt??) und liegen so ziemlich auf der gleichen Wellenlänge. Sie interessieren sich vorrangig für alternative Behandlungsmethoden zusätzlich zur herkömmlichen Spritzerei wie zum Beispiel Fußreflexzonenmassage, Vollwertkost etc. und wehren sich gegen solche Ärzte, die als "Halbgötter in Weiß" den Patienten in puncto Diabetes jegliche Mitbestimmung verwehren. Genau das ist es, was mich ja auch schon seit einiger Zeit beschäftigt! Beim letzten Treffen (inzwischen sind es schon drei pro Monat) kam von mir der Vorschlag, gemeinsam einen Weihnachtsbasar zu organisieren und von dem Erlös irgend etwas Tolles zu unternehmen. Das ist begeistert aufgenommen worden, und es haben sich bereits kleine Grüppchen gebildet, die Kerzen gießen, emaillieren und töpfern wollen. Die Frage ist bloß, wie ich das alles unter einen Hut kriege, denn von den Leuten ist ja kein einziger im DDB. Und wie es so aussieht, wird da auch so schnell keiner eintreten, weil die alles, was nach "Vereinsmeierei" aussieht, einfach nicht mögen. Ich jedoch hätte für unseren Basar natürlich gerne einen Zuschuß, weil so ein Vorhaben eben auch mit Unkosten verbunden ist und weil das ja trotzdem unter Jugendarbeit läuft. Okay, es ist niemand im DDB organisiert, aber schließlich ziehen wir alle am gleichen Strang. Es sollte also auf jeden Fall etwas für die Belange jugendlicher Diabetiker getan werden - egal, ob sie irgendwo Mitglied sind oder nicht! (Außerdem, wer sagt denn, daß sie diesem Verband später nicht doch mal beitreten werden?)

☆

Die Ereignisse haben sich in der letzten Zeit fast überschlagen! Zuerst kam diese Jugendreferenten-Schulung in Bad Neuenahr, zu der ich hinbeordert wurde, um auch etwas mehr Einblick in die Arbeit anderer Landesverbände zu gewinnen. Es war mir nicht so ganz klar, was man bei solch einem Anlaß normalerweise anzieht. Vor lauter Angst, mit meinem geliebten "Gammellook" nur unliebsam aufzufallen, habe ich mich deshalb in einen akkurat gebügelten Hosenanzug geschmissen und als einziges Zugeständnis eine weiße Friedenstaube angesteckt. Und was mußte ich danach feststellen? Fast ein Drittel der über 30 Leute kamen in ausgebeulten Jeans und schlabberigen Sweatshirts! Doch genau die waren es dann auch, bei denen ich sofort gegenseitige “Liebe auf den ersten Blick” gespürt habe, und an den Abenden nach der Schulung saßen wir noch lange zusammen, um unsere Gruppenerfahrungen auszutauschen. Das Hauptthema hat sich dabei schnell herauskristallisiert: Alle waren sich einig, daß es geradezu unmöglich wäre, unter der konservativen Führung des Bundesvorstandes eine vernünftige Jugendorganisation aufzubauen und daß die meisten Bezirksverbände wiederum Schwierigkeiten mit ihren autoritären Landesverbänden hätten. (Die anderen waren direkt neidisch, daß ich mich im Berliner Vorstand nicht mit so blöden Machtkämpfen herumplagen muß.) Wir haben dann beschlossen, die Idee der Leute vom vorjährigen Jugendtreffen in Mannheim in die Tat umzusetzen und eine völlig neue Organisationsform zu schaffen.

Es soll eine unabhängige Selbsthilfegruppe werden, die sich ebenfalls über das gesamte Bundesgebiet erstreckt. Das bedeutet, daß jede einzelne Gruppe ihre Form, Struktur, Ansprüche und Ziele selbst entscheidet und daß es deshalb auch keine vereinsrechtlichen Vorschriften oder Regelungen geben wird. Außerdem stellen wir uns vor, zwei- bis dreimal im Jahr eine eigene Zeitung zu machen, deren Druckkosten man wieder durch Firmenanzeigen der Industrie abdecken könnte. Vielleicht würden uns die Mannheimer ihren Namen und das Emblem zur Verfügung stellen. Sie nennen sich sinnigerweise “Insuliner”, und die Zeichnung, die ein gewisser Christoph Deschner im Frühjahr dazu angefertigt hat, ist wirklich toll: eine überdimensionale Spritze, die von sechs Leuten gemeinsam getragen wird, bzw. einer hockt ganz frech auf dem Kolben ... Ich finde es zwar nicht so gut, eine regelrechte "Gegenorganisation" zu gründen, weil wir doch eigentlich alle gemeinsam für unsere Belange kämpfen sollten. Aber vielleicht wacht der DDB durch diese Provokation ja auch endlich auf und tut etwas gegen diese veralteten Strukturen. Dann erhoffe ich mir, daß die "Insuliner" vielleicht eines Tages sogar Mitglied im Dachverband werden! Jedenfalls hat mich dieses Wochenende mit all den lieben Leuten tief beeindruckt, und es ist für mich auch schon eine abgemachte Sache, daß ich bei der kommenden Winter-Freizeit in Dülmen mit dabei bin, die von den Dortmundern organisiert wird. Das ist schon ein Ding: Da hat dort bereits im Sommer so eine Freizeit stattgefunden, in Immenhausen bei Kassel gab es letztes Jahr ein Treffen, von dem "Insider" heute noch schwärmen, und ich kriege das - wie auch das Mannheimer Wochenende - überhaupt nicht mit, weil diese Aktivitäten eben nicht über den DDB gelaufen sind. Ein Glück, daß ich jetzt an der richtigen Quelle sitze!

☆

Vor 14 Tagen war ich mal wieder in Nürnberg, allerdings aus einem sehr traurigen Anlaß: Hatte abends telefonisch die Nachricht erhalten, daß Mutti im Krankenhaus liegt und es ihr sehr schlechtgehen würde. Ich konnte gerade noch den Nachtzug erreichen und bin früh sofort in die Klinik gedüst. Der Anblick dort war erschütternd, ich werde ihn wohl so schnell nicht vergessen. Mutti lag an tausend Schläuche angeschlossen im Bett, und ihre Handgelenke waren mit Riemen an den Gitterstäben festgebunden. Ich bin mir nicht sicher, ob sie mich überhaupt noch erkannt hat ... Aus einem Gespräch mit dem Stationsarzt hat sich dann ergeben, daß sie in ihrem Heim am Tag zuvor vom Frühdienst bewußtlos im Zimmer aufgefunden wurde. Das darf doch wohl nicht wahr sein - man hat ihr dort laut Krankenbericht weiterhin die gleiche Insulindosis verabreicht, obwohl sie wegen einer Magenverstimmung schon seit einiger Zeit nicht mehr essen wollte! Diese permanente Unterzuckerung mit anschließend stundenlanger Bewußtlosigkeit muß eine große Menge Gehirnzellen bei ihr zerstört und ihr auch ansonsten geschadet haben. Der Arzt meinte jedenfalls, daß sie kaum noch eine Überlebenschance hätte, und wenn, dann für immer debil bleiben würde. Drei Tage später ist sie gestorben, ohne vorher nochmal das Bewußtsein zu erlangen! Daß Mutti nicht mehr aufgewacht ist, war wahrscheinlich - so hart es auch klingen mag - das Beste, was ihr passieren konnte. Ich hätte es selbst in der jetzigen Situation einfach nicht gepackt, sie zu mir nach Berlin zu holen, das ist mir inzwischen ganz deutlich klar geworden. Sie wiederum hätte es garantiert nicht ertragen, in diesem Heim den Rest ihres Lebens als absoluter Pflegefall, der gefüttert und gewindelt werden muß, zu verbringen.

Deshalb bin ich über ihren Tod zwar einerseits irgendwie erleichtert, aber trotz unserer stets problematischen Beziehung auch sehr erschüttert. Es wird mir hoffentlich wenigstens im nachhinein gelingen, meinen Groll über ihre für mich teilweise unverständlichen Reaktionen abzubauen und im Gedanken mit ihr Frieden zu schließen!

☆

Den Weihnachtsbasar haben wir ganz toll über die Runden gekriegt. Von seiten des DDB gab es nicht nur tatkräftige Hilfe (Kuchen backen, Trödel sammeln etc.), sondern auch die erhoffte finanzielle Unterstützung, und auf diese Weise konnten wir immerhin 500 DM einnehmen!

Danach kam dann Dülmen '82, meine erste Insuliner-Freizeit (und garantiert nicht die letzte - ich hätte nie gedacht, daß es da so schön sein würde). Bin zusammen mit drei Frauen aus unserer Gruppe hingefahren, die Stimmung dort war einfach großartig. Keinerlei Rührseligkeit am Heiligen Abend, dafür trotz der vielen Leute ein ganz starkes Gefühl von Zusammengehörigkeit und Wärme. Es ist ja das erste Mal, daß ich Weihnachten nicht "im trauten Familienkreis" verbracht habe. Und gerade weil Mutti erst seit kurzem tot ist und ich die Feiertage auch nicht unbedingt mit Joachim und seiner alten Dame verbringen wollte, hat mir diese wohlige Atmosphäre besonders gutgetan.

Meine Sorge war bloß, bei diesem guten Essen, das wir immer abwechselnd gekocht haben, nicht innerhalb der zehn Tage mindestens zwei Kilo zuzunehmen. Doch ein besorgter Blick am Ende auf die Waage zeigte mir dann, daß diese Angst völlig unbegründet gewesen ist - wahrscheinlich konnte ich das auf den Wanderungen, beim Tischtennisspielen oder in den heißen Disco-Nächten alles wieder "abarbeiten" . . .

Etwas ist mir gleich aufgefallen: Die meisten Teilnehmer waren bestens ausgerüstet. Entweder bereits mit elektronischen Blutzucker-Meßgeräten oder zumindest mit Teststreifen, auf denen sie ihren Blutzukker ebenfalls mehrere Male am Tag visuell abgelesen haben. Daß es diese Sachen schon seit einiger Zeit auch bei uns in Deutschland gibt, wußte ich ja bereits von DDB-Schulungen und den Leuten aus der Selbsthilfegruppe, und einmal hat mir mein Hausarzt sogar solche Teststreifen verschrieben. Doch die lagen dann bis zum Verfallsdatum bei mir in der Schublade, weil ich es einfach nicht fertigkriege, mich mit diesen ekelhaften Lanzetten in den Finger zu stechen ... Außerdem war ich bis vor kurzem noch der Meinung, daß ich es gar nicht nötig habe, mich mehrmals am Tag zu testen, denn mir sagt nämlich mein Gefühl, wann der Zucker in Ordnung ist und wann nicht - deshalb lasse ich manchmal sogar die Abendspritze weg. Das konnte ich also sehr überzeugt all den Neugierigen erzählen, die mich völlig entsetzt auch gefragt haben, weshalb ich immer noch ausschließlich Depot-Insulin verwende und nicht zu den Mahlzeiten schnellwirkendes Alt-Insulin spritze. (Na ja, zugegebenermaßen habe ich davon auch schon gehört, aber immer gleich "auf Durchzug" geschaltet, weil nur eine oder zwei Injektionen pro Tag eben viel bequemer sind.) Doch irgendwann hat mich dann abends mal der "Test-Herdentrieb" gepackt, ich wollte einfach wissen, ob ich mit meiner Selbsteinschätzung richtigliege. Das Ergebnis war niederschmetternd: Mit höchstens 140 mg% hatte ich gerechnet, es waren jedoch laut Meßgerät genau 293 mg%. Von wegen nach dem Gefühl gehen! Dieses Erlebnis inklusive einiger sehr intensiver Gespräche hat mir jetzt endlich den Anstoß gegeben, mich in einer speziellen Diabetes-Klinik völlig neu einstellen zu lassen. Habe mir gleich nach der Rückkehr aus Dülmen eine Einweisung besorgt und warte nun voller Spannung auf einen freien Platz!

☆

Ich hatte die Hoffnung ja schon fast aufgegeben, doch das war nach 26 Jahren endlich das erste Krankenhaus, welches man zur Neueinstellung besten Gewissens weiterempfehlen kann! Die haben in dieser "Landhausklinik" sogar auf meine etwas seltsamen Lebens- und Eßgewohnheiten Rücksicht genommen. (Ich pflege nämlich in der Regel lange zu schlafen und dafür erst sehr spät ins Bett zu gehen.) Kein Problem - morgens wurde ich in Ruhe gelassen, das Mittagessen um zwölf Uhr war sozusagen mein erstes Frühstück. Die eigentliche Frühstücksration durfte ich mir, gut in Cellophan verpackt, um ein Uhr nachts als "Spätmahlzeit" aus dem Kühlschrank des Schwesternzimmers holen. Alle Patienten mußten sich regelmäßig mit einem Blutzucker-Meßgerät testen und auch die Werte, die dann abends mit Frau Dr. Berger gemeinsam besprochen wurden, völlig selbständig in das Kontrollheft eintragen. Natürlich hätte man dabei leicht schummeln können, doch das war überhaupt nicht nötig - man konnte mit ihr ganz locker über etwaige "Freßgelüste" reden, und wenn der Wert durch so ein Stück Kuchen tatsächlich mal danebenlag, hat sie lediglich darum gebeten, bei der nächsten Gelegenheit doch mit der Insulinanpassung besser umzugehen. (Wenn ich daran denke, daß ich den Ärzten die Laborergebnisse bisher geradezu aus der Nase ziehen mußte und nur Moralpredigten zu hören bekam, wenn der Zucker - aus welchen Gründen auch immer - nicht zufriedenstellend war . . .)

Sie hat mir gleich am ersten Tag nahegelegt, doch vom Rinder-Insulin auf das vom Schwein umzusteigen, weil es dem menschlichen Insulin bedeutend ähnlicher ist. Außerdem sollte ich mich zum mehrmaligen Spritzen überwinden, was am Anfang wirklich eine gewaltige Umstellung war, doch inzwischen ist diese Stecherei schon fast Routine geworden! Ich ziehe jetzt vor dem "Frühstück" (also mittags) und zum Abendessen je 3 Einheiten Alt- und Verzögerungsinsulin in einer Spritze auf. Und um nachts noch gut bis zum nächsten Mittag zu kommen, spritze ich kurz vor dem Schlafengehen 5 Einheiten Verzögerungsinsulin, welches aber auch mal durch 1 bis 2 Einheiten Alt "bereichert" werden kann, falls sich der Zucker als zu hoch erweist. Durch das kontinuierliche Testen vor den Hauptmahlzeiten (inzwischen wurde von der Krankenkasse sogar ein Blutzuckermeßgerät bewilligt!) kriege ich eventuelle "Ausrutscher" ja sofort mit und reagiere dann durch eine geringfügige Änderung der Insulindosis entsprechend.

Es ist wirklich ein tolles Geühl für mich, daß sich mit meinem Diabetes jetzt endlich etwas Entscheidendes getan hat - daß es nicht mehr bei diesem jahrelangen "eigentlich sollte ich mal" geblieben ist. Doch den endgültigen Anstoß dazu haben mir eindeutig die Leute aus der Winter-Freizeit gegeben, und ich brenne jetzt schon darauf, all die guten Erfahrungen bei unseren Treffen weiterzugeben. Veränderungen lassen sich alleine nur sehr schwer bewerkstelligen, deshalb sind Selbsthilfegruppen jeglicher Art der ideale Weg, um dieser Lethargie zu entfliehen!

Meine Insulinpumpe, das Tüpfelchen auf dem “I”

Wenn ich darüber nachdenke, was mir diese “intensivierte konventionelle Methode” - also das den Blutzuckerwerten angepaßte Spritzen mit Normal- und Verzögerungsinsulin - im letzten halben Jahr gebracht hat, so kann ich mich höchstens an einem sehr guten HBA 1 von ca. 7,5% hochziehen. Ein Wert, um den mich viele aus der Selbsthilfegruppe beneiden! Doch der Schein trügt, weil meine ständigen Schwankungen zwischen 50 mg% und 300 mg% natürlich trotzdem einen vernünftigen Zuckerdurchschnitt abgeben . . . Wenn es nach mir ginge, würde ich deshalb schon gar nicht mehr testen, weil mich die Ergebnisse jedesmal von neuem frustrieren.

Um wenigstens so halbwegs über die Runden zu kommen, stickse ich mich zwar pro Tag drei- bis viermal jeweils vor dem Spritzen, trage aber dafür die Werte nur sehr selten in mein Kontrollheft ein, damit ich sie nicht ständig vor Augen haben muß.

Gegen 5 Uhr morgens ist es am schlimmsten. Da stopfe ich (trotz verringerter Verzögerungsinsulingabe am Abend) schweißgebadet und völlig unkontrolliert Unmengen von Süßigkeiten in mich hinein. Deshalb bin ich mir auch gar nicht so sicher, ob diese 300er Werte am nächsten Morgen tatsächlich eine von den gefürchteten Gegenregulationen beinhalten oder ob es nicht ganz einfach zwei Bananen oder ein paar Riegel Schokolade zuviel waren, die ich da heißhungrig verschlungen habe . . . Wahrscheinlich wäre es besser, in solch einer Situation Traubenzucker und danach noch etwas "Solides" wie zum Beispiel EIN(!) Butterbrot zu essen. Doch da schlägt bei mir der absolute Genießer durch - wenn ich schon so niedrig liege, dann soll es wahrhaftig nicht etwas so scheußlich Schmekkendes wie Traubenzucker sein!

Jedenfalls bin ich seit ungefähr einem halben Jahr mit meiner Zuckereinstellung alles andere als zufrieden. Weshalb hat es die beiden Jahre zuvor so gut geklappt, während jetzt eine Panne nach der anderen passiert?

Und wenn ich dann nachts von diesen höllischen Schmerzen mehrmals wach werde, wenn ich das Gefühl habe, daß meine Hände völlig verschwollen und taub sind, weil das Blut nicht mehr richtig zirkuliert, oder wenn ich plötzlich diese furchtbaren Wadenkrämpfe bekomme - dann steigt sie wieder in mir hoch, diese Angst, die ich zeitweise so perfekt verdränge . . .

Noch kann ich trotz mehrmaliger Lichtkoagulationen ja ganz gut sehen, und meine Nieren sind kaum geschädigt. Aber was ist, wenn nun auch noch die rechte Schulter völlig steif wird, wenn mir diese verdammte Neuropathie irgendwann beim Laufen Schwierigkeiten bereitet und ich später vielleicht doch mal blind werde??

Das ist ja wirklich typisch: Erst wenn einem das Wasser sozusagen bis zum Hals steht, befaßt man sich mit Dingen, von denen man vorher absolut nichts wissen will . . . Als Heike vor drei Jahren während einer Jugendreferentenschulung ganz stolz ihre Neuerrungenschaft, eine sogenannte "Insulinpumpe", vorgeführt hat, war es mir völlig unbegreiflich, wie man freiwillig ständig so ein Gerät von der Größe eines Taschenbuches mit sich herumschleppen kann - von der Nadel im

Bauch ganz zu schweigen. Als dann Sigurd zwei Jahre später auf der Dülmener Insuliner-Freizeit ebenfalls so einen Kasten an seinem Gürtel hängen hatte, hab' ich zwar mit Erstaunen festgestellt, daß dieses Ding inzwischen fast um die Hälfte kleiner und auch dementsprechend leichter geworden ist, aber ich konnte mir trotzdem nicht vorstellen, jemals damit herumzulaufen.

Doch jetzt, wo ich verzweifelt nach einem "Rettungsanker" suche, der mir helfen soll, meinen entgleisten Zuckerhaushalt wieder ins rechte Lot zu bringen, erscheint mir der Gedanke an eine Pumpe auf einmal gar nicht mehr so abwegig (zumal es inzwischen bereits welche in der Größe einer Zigarettenschachtel gibt).

Zuerst hab ich auch an diesen "Pen" gedacht, den jetzt immer mehr Leute benutzen. Wie der Name schon sagt, sieht er tatsächlich aus wie ein Füllfederhalter, und kein Mensch würde deshalb auf die Idee kommen, daß sich darin sozusagen eine bereits fertig aufgezogene Spritze mit ca. 200 E hochkonzentriertem Normal-Insulin verbirgt. Die Nadel ist so fein, daß man sie angeblich kaum spüren soll, und die Einheiten werden je nach Modell per Knopfdruck oder Drehen an der Kappe abgegeben. Das hat natürlich den Vorteil, daß man sich zum Beispiel auch im Kino, in der Kneipe oder sogar in der U-Bahn völlig unproblematisch spritzen kann, weil dieses umständliche und auffällige Insulinaufziehen ja wegfällt und es deshalb kaum jemand mitkriegt.

Aber wie dem auch sei - so ein "Pen" ist trotzdem nur eine (allerdings sehr praktische!) Hilfe für die intensivierte Insulintherapie. Doch wenn ich an meiner Einstellung schon etwas grundlegend verändern will, dann soll es natürlich gleich das Optimale sein. Und nachdem ich jetzt insgesamt sechs Pumpenträger mit unterschiedlichen Geräten ausgequetscht habe wie eine Zitrone, bin ich nahezu überzeugt davon, daß mein Diabetes mit Hilfe der Pumpe tatsächlich besser in den Griff zu kriegen ist.

Nur sie gibt über 24 Stunden kontinuierlich eine genau auf die Bedürfnisse einprogrammierte Basalrate ab, die (wie auch die zusätzlichen Bolusgaben zum Essen) aus Normal-Insulin besteht. Wenn sie noch in der Lage dazu wären, würden das ja schließlich auch unsere guten alten ß-Zellen produzieren - dieser Vorgang wird auf die Weise also fast perfekt imitiert!

Außerdem habe ich noch etwas Wichtiges erfahren: Es gibt hier in Berlin seit einiger Zeit eine sogenannte "Nachtklinik", in der man sich auch nach der Pumpen- oder Pen-Methode neu einstellen lassen kann. Ungewöhnlich daran ist, daß man tagsüber seine gewohnte Lebensweise beibehält, sich deshalb also auch nicht krankschreiben lassen muß. Ab 18 Uhr finden dann die ganze Nacht hindurch regelmäßig Blutzucker-Kontrollen statt (was sicher etwas stressig werden wird, aber auch sehr aufschlußreich - zu Hause schaffe ich es jedenfalls so gut wie nie, mir mitten in der Nacht den Wecker zu stellen, um einen Test zu machen).

Jedenfalls bin ich jetzt ganz fest entschlossen, diese Nachtklinik aufzusuchen! Und inzwischen habe ich mich nach langem Hinundherüberlegen für die H-Tron-Pumpe von der Firma Hoechst entschieden, weil sie am kleinsten ist und die besten Sicherheitsvorkehrungen zu haben scheint. Außerdem ist sie angeblich wasserdicht, was meinem Spaß am Schwimmen natürlich entgegenkommt.

Daß mir Joachim von diesem Vorhaben nicht abraten würde, wußte ich eigentlich schon von Anfang an. Wenn er merkt, daß etwas sehr wichtig für mich ist, dann akzeptiert er das auch, und deshalb scheint selbst die optische Seite für ihn kein Problem zu sein. "Hauptsache, ich piekse mich nicht an deiner Nadel, wenn ich dich streichle", hat er lachend gesagt und mir damit wieder einmal dieses wunderschöne Gefühl des totalen Angenommenwerdens vermittelt. Sicherlich würde ich so einen Entschluß auch ohne sein Einverständnis durchziehen, denn es ist ja schließlich MEIN Körper, an dem die Pumpe demnächst hängen wird, und über den möchte ich in jedem Fall selbst entscheiden! Aber erleichtert bin ich jetzt trotzdem, denn gerade dieses Angenommenwerden ist wahrscheinlich eine ganz wichtige Grundlage, um so einen "Fremdkörper" selbst viel besser akzeptieren zu können. Und die Motivation, das Gerät Tag und Nacht mit mir herumzutragen, wird bestimmt viel größer sein, wenn ich keine Angst haben muß, daß sich Joachim deshalb immer mehr von mir zurückzieht. (Was mich dann allerdings auch dazu veranlassen würde, darüber nachzudenken, ob er wirklich der richtige Partner für mich ist . . .). Doch nun bin ich auch von der psychischen Seite her bestens für diesen neuen Weg gerüstet und harre jetzt der Dinge, die in ca. 14 Tagen beim nächsten freien Bett auf mich zukommen werden.

☆

Die vergangenen Wochen waren für mich ein absolut aufregendes Experiment, aber es ist gut, daß ich den Schritt gewagt habe!

Von dieser Nachtklinik bin ich sehr angenehm überrascht: nur ein paar Zweibettzimmer, eine kleine Küche und im Aufenthaltsraum viele Pflanzen. Wenn das große moderne Labor nicht wäre, hätte ich eher das Gefühl gehabt, in einer Wohngemeinschaft zu sein!

Das "große Abenteuer" ging sofort am ersten Abend nach dem Essen los. Da wurde mir zuerst genau erklärt, wie die Pumpe eigentlich funktioniert (beziehungsweise man hat geduldig versucht, es mir zu erklären - was bei meiner technischen Minderbegabung allerdings nur sehr unzureichend gelungen ist . . .).

Danach sollte ich mir sofort zum ersten Mal den Katheter legen. Ich war schweißgebadet, weil sich diese Nadel viel schwerer in den Bauch stechen läßt, als ich das sonst vom Spritzen her gewohnt bin. Schließlich wird sie ja noch von einer Kunststoffhülle umschlossen, und beides muß mit einem "kühnen Schwung" in die Bauchdecke gelangen. Hinterher wird die Nadel allerdings gleich wieder herausgezogen, so daß dort bloß noch das dünne Stückchen Schlauch verbleibt. Ich habe dann sehr schnell gemerkt, daß sich diese weiche Kunststoffhülle tatsächlich jeder Bewegung anpaßt und somit keinerlei Schmerzen verursacht. (Bei einer Stahlnadel würde ich wahrscheinlich den Einstich kaum spüren, aber dafür ist mir der Gedanke unangenehm, daß sie bei bestimmten Bewegungen vielleicht doch schmerzen könnte.)

Die Basalrate wurde speziell auf meine niederen Bedürfnisse abgestimmt. Sie beträgt jede Stunde 0,5 Einheiten und zu den Zeiten, wo ich erfahrungsgemäß zu schocken pflege, nur 0,25 Einheiten. In der Nacht hat mich die Pumpe an meinem Gürtel wider Erwarten überhaupt nicht gestört, dafür um so mehr alle zwei

Stunden der Stich in die Fingerkuppe. Und dann dieser 47-mg%-Hypo am frühen Morgen, da ist so ein Glas Cola wirklich ein sehr fragwürdiger Genuß!

Die darauffolgenden Tage passierte bis auf regelmäßig hohen Werte am Abend und etliche "Tiefflieger" so gegen 6 Uhr morgens nichts Außergewöhnliches, und nachdem die Basalrate an diesen Schwachpunkten umprogrammiert wurde, waren meine Werte rundherum zufriedenstellend. Lediglich beim nächstfälligen Nadelwechsel gab es (und gibt es noch immer) Probleme, da schießt mein Zucker anschließend total in die Höhe. Doch ich schätze, das liegt an dem "Psychostreß", den ich dabei selbst verursache, indem ich schon einen Tag vorher immer mit Grauen an diese Situation denke ... Dafür sind jetzt Gott sei Dank die Zeiten vorbei, in denen ich zum Beispiel in einer Kneipe meine Spritze aufziehen mußte. Extra aufs Klo wollte ich deswegen auch nicht immer gehen, aber so direkt am Tisch (beziehungsweise eher halb unter dem Tisch!) hat es mich jedesmal von neuem Überwindung gekostet. Und jetzt muß ich also bloß noch ganz "cool" auf mein Knöpfchen drücken, wenn ich irgendwo etwas essen möchte! Das hat mir allerdings gleich bei meinem ersten Restaurantbesuch ein paar befremdliche Blicke von den Nachbartischen eingebracht (obwohl ich einfach so getan habe, als wäre nichts), denn jeder Knopfdruck erzeugt ja auch einen Piepton, der in der näheren Umgebung nicht zu überhören ist. Die haben bestimmt folgerichtig gedacht, bei der piept's wohl ...

Glücklicherweise konnte man die allabendliche Diabetes-Schulung absolut nicht als langweilig bezeichnen. Es war inzwischen nämlich mindestens meine zwanzigste, und da sich die Themen ja stets mehr oder weniger wiederholen, habe ich von solchen Terminen eigentlich die Nase voll. Doch Frau Dr. Austenat hält keine Monologe, sondern sie liebt die rege Beteiligung - und die haben wir ihr in manchmal sehr hitzigen Diskussionen auch geliefert!

Das erste Wochenende zu Hause war für mich natürlich besonders spannend. Auf der einen Seite hab' ich mich schon auf die zärtlichen und verschmusten Stunden mit Joachim gefreut, aber andererseits wußte ich ja ganz genau, daß es sozusagen unsere "Feuerprobe" mit der Pumpe sein würde ... Natürlich hätte ich sie auch für einige Zeit ablegen können, aber das wäre für mich wieder einer von diesen verhaßten Einstichen mehr gewesen. Außerdem war ich auch wirklich neugierig, ob die praktische Seite tatsächlich das hält, was die theoretische verspricht!

Vorsichtshalber hatte ich mich schon vorher "präpariert", indem die Pumpe diesmal an einem sehr dünnen weichen Stoffgürtel befestigt wurde, wo sie sich mühelos von einer Seite auf die andere schieben läßt. Das war - wie sich später herausstellte - eine sehr gute Idee, weil sie sich auf diese Weise jeder Bewegung angepaßt hat und somit überhaupt nicht im Weg war. Außerdem haben sich auch Joachims Befürchtungen als völlig unbegründet herausgestellt: Er hat sich weder an der Nadel gepiekt (dieses kleine Stückchen Plastik kann man schließlich auch kaum als "Nadel" bezeichnen), noch wurde er von meinem Katheter stranguliert ... Irgendwann haben wir es sogar ganz vergessen, daß wir eigentlich "zu dritt" waren - für mich ein sicheres

Zeichen dafür, daß ich meine Pumpe selbst in dieser Situation nicht abzunehmen brauche. Inzwischen hat sich auch ein guter Aufbewahrungsort dafür gefunden: Ich habe mir mal vor ein paar Jahren einen Brustbeutel aus Leder gemacht, um auf meinen Reisen den Personalausweis und andere wichtige Papiere stets griffbereit zu halten. Und der ist genau das richtige Pumpenversteck! Jetzt kann ich sie also je nach Lust und Laune einfach in der Hosentasche verschwinden lassen, aber auch um den Hals oder an der Hüfte tragen. (Zuerst dachte ich ja, es müßte jeder gleich mitkriegen, daß sich in diesem Brustbeutel eine Insulinpumpe verbirgt, aber das ist natürlich völliger Blödsinn. Daß so etwas überhaupt existiert, wissen nur die wenigsten, und wer so ein kleines rechteckiges Kästchen mit einer “Strippe” dran sieht, denkt garantiert erst mal an einen “Walkman”.) Lediglich wenn das Ding bei Alarm oder Bolusgabe plötzlich lospiept, schauen die Leute etwas überrascht. Doch vielleicht denken sie ja auch, ich hätte ein besonders ausgereiftes Exemplar dieser Walkman-Gattung, bei dem der Vor- oder Rücklauf elektronisch angezeigt wird . . .

Inzwischen hat sich auch mein Testeifer wieder etwas gelegt. Das war anfänglich bestimmt etwas übertrieben - ich hab' mich täglich manchmal bis zu vierzehnmal gestickst! Es ist aber auch ungeheuer spannend herauszufinden, welchen Bolus - also wieviel Insulin - ich zum Beispiel für ein Stück Erdbeertorte, einen Eisbecher mit Sahne oder eine solide Pizza benötige. Und ob ich meine Basalrate auf ein Drittel herabsetzen oder für zwei Stunden völlig abschalten sollte, wenn ich mal Sport treibe. Obwohl ich dank der intensivierten konventionellen Therapie ja bereits Erfahrung mit dem Gebrauch von Alt-Insulin habe, geht mit dem richtigen Einschätzen (auch was die BE-Menge betrifft ...) doch noch manches daneben.

Natürlich ist es nicht so, daß ich die Pumpe jetzt als Freibrief für ungehemmte Freßorgien ansehe - das würde schon allein meinem Gewicht nicht sehr zuträglich sein. Aber endlich mal lange ausschlafen ist nun wirklich kein Problem mehr, und ein Stück Kuchen oder ähnliche Leckereien genieße ich jetzt einfach ohne dieses verdammte schlechte Gewissen, welches mich die ganzen Jahre hindurch ständig verfolgt hat!

Wichtig dabei ist nur, notfalls auch wirklich konsequent zu sein, das heißt eben nichts dergleichen zu essen, wenn der Zucker zu hoch ist. Und um das auszuschließen, komme ich um das Testen eben absolut nicht herum, es muß ja nicht gleich vierzehnmal sein ... Aber vier- bis sechsmal am Tag piekse ich mich auf jeden Fall - das ist für all die Freiheiten, die ich dafür genieße, wirklich kein zu hoher Preis!

Resümee

20. Februar 1990. Wieder einmal habe ich Geburtstag, genau wie zu Anfang dieses Buches . . . Nur daß diesmal keine dicken Schneeflocken am Fenster vorbeiwirbeln, sondern draußen gerade der Frühling mit 18 Grad seinen Einzug hält. Und noch eine Kleinigkeit hat sich verändert: Ich werde nicht acht, sondern 42! Manchmal kann ich es kaum glauben, daß zwischen den beiden Geburtstagen schon 34 Jahre Diabetes liegen. Jahre, in denen ich Entbehrungen, Enttäuschungen, Angst, Verzweiflung, Wut und Auflehnung gespürt habe. Aber auch immer wieder Liebe, Vertrauen, Geborgenheit, Hoffnung und Akzeptiertwerden.

Diesen wild wuchernden Irrgarten bin ich anhand all meiner Tagebuchaufzeichnungen noch einmal durchwandert. Das Ergebnis ist ein Lebensbericht geworden, bei dem man nicht den moralischen Zeigefinger spüren soll; was zumindest bei der Beschreibung der ersten 25 Jahre auch gar nicht möglich gewesen wäre. (Meine damalige Weise, mit dem Diabetes umzugehen, hätte mich wirklich leicht in den körperlichen Ruin führen können. Daß es nicht so kam, ist wohl einer gewaltigen Portion Glück sowie günstigen Erbanlagen zu verdanken . . .). Eine positive Kursänderung kam eigentlich erst mit meinem Anlauf zur "intensivierten konventionellen Insulintherapie" vor acht Jahren zustande. Wenn das auch nicht allzulange geklappt hat, so war es immerhin der erste Schritt zur verantwortungsvollen Bewältigung meiner Krankheit.

Doch so richtig zufrieden mit mir bin ich erst seit dem Entschluß, eine Insulinpumpe zu tragen. Vier

Monate später hätte ich beinahe völlig deprimiert aufgegeben, weil da zum ersten Mal in meinem Leben eine schwere Glaskörper-Blutung auftrat. (Ist schon ein beängstigendes Gefühl, auf einem Auge plötzlich überhaupt nichts mehr zu sehen. Und ich dachte mir, wozu denn eigentlich diese Pumpe, wenn dann so etwas dabei herauskommt . . .) Aber das war natürlich Blödsinn - die Blutung wäre ohne sie bestimmt ebenfalls erfolgt, und seit der erneuten Lichtkoagulation gibt es mit meinen Sehwerkzeugen auch keine Probleme mehr.

Was diese äußerst schmerzhafte Neuropathie mit den Bewegungseinschränkungen in beiden Schultergelenken betrifft, so haben sich die Beschwerden in der letzten Zeit auch erheblich gebessert. Joachim braucht mir jetzt nicht mehr beim Kämmen zu helfen, und ich kann sogar wieder selbständig einen Rucksack aufsetzen. Vielleicht liegt es daran, daß ich bereits seit fast fünf Jahren zweimal pro Woche zur Krankengymnastik gehe. Aber die Pumpe schleppe ich ja schon ebensolange mit mir herum, und wahrscheinlich trägt sie durch die dauerhafte annehmbare bis gute Zuckereinstellung auch sehr zu meinem Wohlbefinden bei!

☆

Es war schon ein sehr weiter Weg von diesen alten Rekord-Glasspritzen mit ihren ständig stumpfen, langen und sehr dicken "Widerhaken-Nadeln" bis hin zu unserem eleganten, unauffälligen Pen. Von den Harn- und später auch Blutzuckermessungen, die nur durch das Einfüllen mit einer Pipette und anschließendem

Aufkochen (wie in einer Alchimistenküche!) möglich waren, bis zu den fast laborgenauen elektronischen Meßgeräten in Kleinformat und Sekundenschnelle. Von der fast gänzlich fehlenden Schulung und Aufklärung, den sieben auf die Minute einzuhaltenden Mahlzeiten pro Tag, einem Tagesprofil im Monat und dem dazwischen liegenden ständig schlechten Gewissen, welches bei jeder kleinen Diät-"Sünde" verursacht wurde, bis zu all den Freiheiten, die ein gut geschulter Diabetiker heute mit Hilfe von Basis-Bolus-Konzepten, Insulinpumpen und speziell ausgetüftelten Computer-Programmen genießt. Das alles begleitet von einer Anzahl (und ich hoffe, daß es immer mehr werden!!!) sehr aufgeschlossener Ärzte, mit denen man selbst diese plötzlich auftretenden "Freßanfälle" offen besprechen kann - was noch vor 15 Jahren eine absolute Ausnahme war!

Natürlich ist die Angst vor Spätschäden deshalb nicht geringer geworden, dieses heikle Thema wird wahrscheinlich ständig wie ein Damokles-Schwert über unseren Köpfen schweben. Doch die Zeiten der üblen Abschreck-Methoden sind Gott sei Dank vorbei. (Was habe ich als Kind unter diesen furchtbaren Abbildungen von verfaulten Füßen gelitten, und gebracht hat es letztendlich gar nichts . . .). Aber wenigstens hat sich die Gefahr von Spätfolgen deutlich verringert, seitdem sich der Diabetes durch die modernen Behandlungsmethoden viel besser in den Griff bekommen läßt - zumindest kann man sie auf diese Weise länger hinauszögern. Wenn ich daran denke, daß ich zum Beispiel ohne die Möglichkeit einer Lichtkoagulation schon längst blind wäre, befällt mich jetzt noch eine Gänsehaut. Und seitdem ich weiß, daß Nieren-Transplantationen in einigen Jahren zur Tagesordnung gehören werden, habe ich vor einer Nephropathie nicht mehr diese panische Angst wie zuvor. Man müßte bloß noch viel mehr Leute dazu bringen, im Todesfall ihre gesunden Organe zur Verfügung zu stellen, sonst wird es knapp ...

Alles in allem ist es heute also einfacher, Diabetes zu haben, als früher. Ob es deshalb jedoch "mehr Spaßt macht", wie manchmal behauptet wird, wage ich zu bezweifeln! Das einzige, was mir dabei wirklich Spaß bringt, ist nach wie vor die Arbeit als Jugendreferentin im DDB. Ich habe inzwischen schon etliche Freizeiten selbst organisiert und ungezählte einfach als Teilnehmerin mitgemacht, von denen ich immer noch lange Zeit danach zehren kann. Auf diese Weise haben sich auch sehr innige, langjährige Freundschaften entwickelt, und es ist durchaus nicht ungewöhnlich, daß Insuliner aus dem Ruhrgebiet oder München mal schnell übers Wochenende hierher fahren, weil wir Berliner eine große Fete starten. Oder daß wir ganz kurz zum Bodensee düsen, weil da gerade jemand, den wir mögen, seinen Geburtstag feiert ... Letztes Jahr hat sich auch eine neunköpfige Musikgruppe gebildet. Wir nennen uns sinnigerweise "Pankreativ" und konnten mit unserer "Schocky Horror Fixer Show" in Insulinerkreisen schon erste Begeisterungsstürme entfachen. Unser Motto: Ich hab' mich oft im Stehn gespritzt, im Sitzen und im Liegen. Und wenn ich mal ein Engerl bin, dann tu ich's auch im Fliegen ... Daß zwischen den einzelnen Akteuren bis zu 900 km Entfernung liegen, die bei den regelmäßigen Proben natürlich abwechselnd überwunden werden müssen, stört dabei niemanden; da zeigt sich eben wahrer Enthusiasmus!

☆

Bei nochmaliger Durchsicht der einzelnen Kapitel ist mir aufgefallen, daß speziell meine Mutter nicht gerade gut wegkommt. (Wenn sie noch leben würde, wäre sie bestimmt ziemlich gekränkt.) Natürlich mache ich mir nach wie vor Gedanken, was sie zu ihren damaligen Erziehungsmethoden bewogen hat: Sicher handelte sie aus der permanenten Angst heraus, mir könnte etwas zustoßen, so unbesonnen - und wollte doch, wie alle Mütter, "nur das Beste" für mich! Hinzu kam wohl die Unsicherheit durch mangelnde Aufklärung und Schulung; vielleicht auch ein Stück Egoismus, mich mit Hilfe ständiger Überwachung ganz eng an sich binden zu wollen. Aber sie hat es schließlich auch nicht leicht gehabt, als alleinstehende Mutter ein krankes Kind zu erziehen.

Fest steht jedoch, daß ich um so öfter in eine Unterzuckerung oder ein Koma geraten bin (und somit tatsächlich ihre Ängste bestätigt habe), je mehr sie mich behütet und gegängelt hat. Daß ich um so "gerissener" geworden bin, je mehr sie mir gedroht hat, und um so verwegener, je mehr mir verboten wurde.

Doch wie würde ich denn eigentlich nach all diesen oft schmerzlichen Erfahrungen als Mutter mit meinem eigenen zuckerkranken Kind umgehen?? Ihm auf jeden Fall viel mehr zutrauen - und auf diese Weise sein Vertrauen gewinnen. Wenn ich damals ganz selbständig solche Aufgaben wie zum Beispiel Insulin aufziehen, mich spritzen oder Brot abwiegen hätte übernehmen dürfen, wäre ich sicher sehr stolz darauf gewesen, daß man mich bereits für so verständig hält. Hätte meine Mutter, statt mir dauernd Kuchen vorzuessen (weiß der Teufel, weshalb sie das überhaupt getan hat), mich doch in einer stillen Stunde mal auf die Seite genommen und hätte sie mir dann zwar ernsthaft, trotzdem liebevoll erklärt, warum ich nun leider keine Süßigkeiten mehr essen dürfte, aber daß wir statt dessen viele schöne Sachen unternehmen würden - ich wäre mit meinem Schicksal bestimmt versöhnter gewesen und hätte sie nicht so oft angelogen. Es ist immer noch beruhigender, als Mutter ganz offen von "den fünf Sahnebonbons" zu erfahren, als ständig ein unkontrolliertes Eßverhalten befürchten zu müssen.

Was sollte es für einen Sinn haben, einem diabetischen Kind all jene Sachen zu verbieten, die gerade für seine Entwicklung und Selbstbehauptung wichtig sind? Daß ich damals weder radfahren noch schwimmen noch mit ins Schullandheim durfte, hat mein Selbstbewußtsein ziemlich beeinträchtigt. Und wer möchte schon gerne als "Schwächling" abgestempelt werden? Natürlich ist es wichtig, Lehrer und Mitschüler genauestens über etwaige Probleme und deren Bewältigung zu informieren. Aber dann steht all jenen Freuden des Lebens nichts mehr im Wege!

☆

Ich hoffe nun, daß meine Autobiographie alle Betroffenen - seien es Kinder, Jugendliche oder Erwachsene - ermutigt, sich trotz dieser "Behinderung" nicht unterkriegen zu lassen.

Wir können jederzeit selbst entscheiden, ob uns eine solche Krankheit permanent unterdrücken soll oder ob wir sie als einen Teil unserer Persönlichkeit akzeptieren. Jeder Mensch hat ja nur dieses eine Leben, und ich jedenfalls habe mich entschlossen, meinen Diabetes verantwortungsvoll in den Griff zu bekommen. Packen wir ihn also an in seinen alltäglichen Erfordernissen, aber lassen wir uns nicht von ihm beherrschen!